CONFIDÈNCIES D'UN DOCENT

Reflexions d'un metge aprenent de mestre

Dani Figuerola

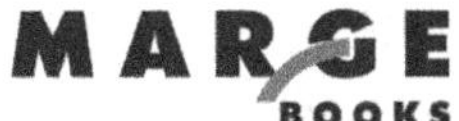

CONFIDÈNCIES D'UN DOCENT

Reflexions d'un metge aprenent de mestre

Dani Figuerola

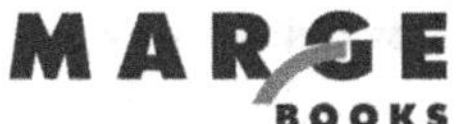

Col·lecció: Vitae

Confidències d'un docent. Reflexions d'un metge aprenent de mestre
1.ª edició, març 2011

© 2011, Daniel Figuerola Pino
© d'aquesta edició, ICG Marge, SL

Il·lustració de la portada: Helena Ruiz

Edita: Marge Books - València, 558, àtic 2.ª - 08026 Barcelona
www.marge.es - Tel. +34-932 449 130 - Fax +34-932 310 865

Director: David Soler
Gestió editorial: Hèctor Soler, Anna Palacios
Edició: Laura Matos
Col·laboració literària: David Madueño
Compaginació: Mercedes Lara
Impressió: Més Gran Serveis Gràfics i Digitals (Santa Coloma de Cervelló, Barcelona)

ISBN: 978-84-92442-41-6
Dipòsit Legal: B-

A Guido Ruffino,
mestre piemontès

ÍNDEX

L'AUTOR

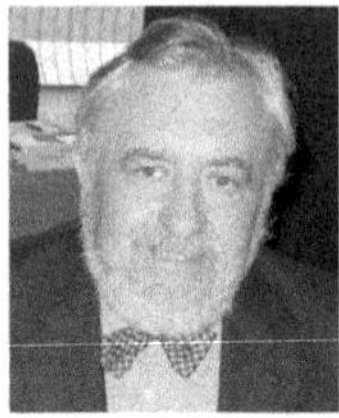 DANI FIGUEROLA, casat i amb tres fills i quatre néts, viu al barri de Sant Gervasi de Barcelona.

Es va llicenciar a la Facultat de Medicina de Barcelona l'any 1969. El 1973 va obtenir el títol d'especialista en Endocrinologia i l'any 1986 el de doctor en Medicina. Ha dirigit la Unitat de Diabetis de l'Hospital Clínic de Barcelona (1975-1989) i la Fundació Rossend Carrasco i Formiguera (1989 fins a l'actualitat), dedicada a l'atenció integral de persones amb diabetis.

Professionalment reparteix la seva activitat entre l'àmbit clínic i el docent (educació terapèutica).

És autor de més de cent articles a revistes científiques, autor i editor de les quatre edicions (1985, 1991, 1997, 2003) del llibre *Diabetes* i del *Manual de educación terapéutica* (2011). És també redactor de capítols de diversos llibres i tractats sobre la diabetis, entre els quals destaca el tractat *Farreras-Rozman, Medicina interna,* en les seves set últimes edicions. També ha publicat amb pseudònim un llibre de relats.

Fou president de la Societat Catalana de Diabetis (1988-1992), vicepresident del Diabetes Education Study Group of European Association for Study of Diabetes (1995-2000), president de la Federación Española de Educadores en Diabetes (1984-1987) i coordinador del Grupo de Educación Terapéutica de la Sociedad Española de Diabetes (1997-2007).

De tot el que ha fet fins ara se sent especialment orgullós d'haver deixat de fumar als 38 anys, d'haver marxat de l'Hospital Clínic als 41 i de col·laborar ininterrompudament durant més de trenta anys en el tractat *Farreras-Rozman, Medicina interna.* Les coses que més li agraden són aprendre i ensenyar, llegir i escriure, navegar a vela, escoltar jazz i gaudir del plaer de l'amistat.

danielfiguerola@frcf.cat

«Els que serveixen fan coses;
els que no, ensenyen.»

Bernard Shaw

Un pròleg per ajudar a situar el lector

A la meva família hi ha un munt de gent dedicada a l'ensenyament. El meu avi patern tenia una escola de primària a Barcelona, el meu pare era llicenciat en Magisteri –encara que no va exercir com a mestre de manera regular–, la meva mare i la meva tieta eren mestres i dues de les meves germanes ho són, així com la meva dona i les meves tres cunyades. Amb aquests antecedents, per genètica i per ambient, de manera forçosa, havia de fer a la vida alguna cosa relacionada amb aquesta feina de bojos que consisteix a tractar de fer entendre determinades coses que se suposa que un sap i altres persones desconeixen.

El meu primer mestre va ser l'avi Josep. No solament a casa –vivíem junts els meus avis, el meu pare i jo– sinó també a l'escola, l'acadèmia Augusta, ja que jo era un dels seus alumnes i, a més, vaig aprendre de la seva mà les primeres lletres. El meu avi era molt sever i just, però també bondadós i pacient, perquè sentia una passió autèntica a l'hora d'ensenyar els nens. Segurament no coneixeria amb profunditat les teories de Montessori sobre l'ensenyament actiu, però aconseguia que l'alumnat aprengués molt més a partir del propi descobriment que no de la lliçó que s'havia donat a classe. Encara ara recordo el plaer que em produïa seure al seu costat a la taula del menjador i «jugar a comptar», com en dèiem tots dos. Va ser tan eficient en l'ensenyament del càlcul mental que quan als vuit anys el meu pare em va portar als escolapis, el mestre s'esfereïa de la meva rapidesa en la resolució de petits problemes matemàtics. Sempre, absolutament sempre, era el primer en resoldre'ls. Fins que vaig acabar el batxillerat elemental –que en aquell moment es feia fins a quart curs als catorze anys– cada any portava a casa, sense gaire esforç, un excel·lent en matemàtiques. Posteriorment, vaig tenir algunes dificultats per superar la «matemàtica moderna», segurament per les meves limitacions intel·lectuals, però també per la malaptesa d'un catedràtic d'institut a qui no entenia ningú, excepte un noi que es deia Pagès, el superdotat de classe. Aquest xicot –excel·lent persona i bon company– va simultaniejar els estudis de sisè de batxillerat i del curs preuniversitari amb els de primer i segon de peritatge mercantil. I encara tenia temps per jugar a futbol i parlar de política!

Aquest catedràtic no era l'únic professor dolent, tot i que era el que més es notava, atès que a la resta de disciplines, principalment les de lletres, la memòria podia substituir la capacitat de comprensió.

Sens dubte, el professor més excepcional que vaig tenir durant els estudis de secundària va ser en Pedro Cerezo, el catedràtic de Filosofia. Ens va ensenyar a dubtar i a fer-nos preguntes, és a dir, a pensar per nosaltres mateixos. Va ser un tipus extraordinari en la immensa grisor de l'època, ja que en molts patis d'institut es continuava cantant el *Cara al sol* abans de començar les classes. El senyor Cerezo ens va fer discutir a classe la pel·lícula *Vencedores o vencidos* i ens va engrescar a editar una revista bilingüe, *Albor*, en què es podia escriure poesia, contes o articles d'opinió. Jo vaig escriure per a la revista un article titulat «Ens ho estan prenent tot», on tractava d'explicar que l'allau immigratòria de l'època estava arraconant la llengua i posava en perill la supervivència de determinats costums del meu país. No és difícil imaginar la reacció furibunda del professor de l'assignatura de formación del espíritu nacional, el senyor Muñoz, natural de la España profunda, quan el va llegir. Vaig tenir sort que no va complir l'amenaça de suspendre'm l'assignatura i deixar-me sense la possibilitat de presentar-me a l'examen d'ingrés a la universitat. No obstant això, l'*Albor* —ciclostilada i amb tapes de cartolina verda, com si la veiés ara— no va tornar a veure mai més la llum.

El fracàs en el camp de les derivades i, sobretot, en el de les integrals, va fer que abandonés la meva primera idea d'estudiar enginyeria per decidir-me per la Medicina, com el meu pare. Un test d'orientació professional, en què es determinava la meva vocació assistencial i la curiositat científica, també va ajudar a prendre aquesta decisió. (Després sempre he pensat que aquests tests són collonades que no fan rés més que confirmar el que l'estudiant i els seus pares saben.)

El primer contacte amb la facultat —un edifici força sinistre al carrer de Casanova— va ser impactant. Les aules, aquelles que en els meus estudis de primària i secundària havien acollit una quarantena de nois, van passar de cop a encabir centenars d'alumnes, que l'any 1964 i successius ens apilàvem als bancs, escales, ampits de les portes i fins i tot als passadissos, per seguir les dissertacions dels catedràtics i els professors adjunts. L'entrenament per prendre apunts adquirit durant els dos últims anys a l'institut em va donar un avantatge clar sobre els meus companys, ja que la majoria venien de col·legis de monges i capellans i estaven acostumats a que els hi donessin tot mastegat. Els meus apunts de classe es cotitzaven a l'alça, però lamentablement la meva timidesa no va permetre treure'n un profit significatiu entre les noies, que en aquella època ja constituïen aproximadament la tercera part de la parròquia estudiantil de Medicina.

Les experiències de l'aprenentatge a les aules de la Facultat de Medicina donarien per a un llibre sencer, encara que probablement només interessaria els companys de curs, de manera que m'hi estendré poc. També aquí la grisor ho presidia gairebé tot. Durant aquella època, per fer de catedràtic s'havia de ser addicte al règim d'en Franco, fet que ja explica moltes coses. Dels dolents, crec que més val oblidar-se'n, de manera que en destacaré dos dels bons. No cal dir que la distinció la faig des de la més absoluta subjectivitat. Em quedo definitivament amb en Josep Laporte, professor de farmacologia, qui posteriorment va ser conseller d'Ensenyament i director de l'Institut d'Estudis Catalans; i en Máximo Soriano, catedràtic de Medicina Interna, a qui una bona colla d'estudiants anomenàvem afectuosament «l'avi».

El doctor Laporte era tot un cavaller. Amb un posat elegant i tranquil, un to de veu mesurat i una mirada entre acollidora i múrria, tractava els estudiants com si fossin adults de ple dret. Feia unes classes ben estructurades, carregades de sentit comú. A les seves mans, l'assignatura deixava de ser un vademècum d'especialitats farmacèutiques per esdevenir una disciplina interessant, generadora de preguntes. El record més punyent de l'enyorat Laporte és el d'un matí assolellat, d'inici de primavera de l'any 1967, quan jo cursava el tercer any. Anava vestit amb la clàssica bata blanca llarga de plecs i en aquell moment treballava en el laboratori de la càtedra. Ens va convidar a entrar quan vàrem tustar la porta. Dret, davant d'una taula situada arran de la finestra, anava injectant acetilcolina en un tros d'intestí de rata i prenent nota de les respostes del múscul. El seu fill Joan Ramon estava a la presó des de feia dies, acusat d'associació il·lícita, motiu pel qual el bon home feia cara de cansat i de no haver dormit gaire. No era difícil imaginar-se la seva angoixa i la de la seva dona, sabent com les gastaven per aquella època els grisos de la Via Laietana, i el meu amic Albert i jo –que des de la nostra més absoluta ingenuïtat el vàrem anar a veure per tractar de donar-li ànims– no sabíem què dir. Després d'escoltar-nos amb cortesia una estona, es va despenjar amb una declaració insòlita: «A vostè, Figuerola, voldria donar-li un consell si m'ho permet. Deixi l'Anatomia Patològica per setembre perquè a l'últim claustre de professors el professor Sánchez-Lucas va assegurar que el suspendria com a represàlia per les seves activitats subversives. I no és la primera vegada que passa això, però també li haig de dir que a la convocatòria de setembre els aprova, si s'ho mereixen».

De les delicadeses del personatge en qüestió ja en tenia alguna cicatriu, perquè a primer de Medicina –que era un curs selectiu–, essent delegat de curs de l'il·legal Sindicat Democràtic, m'havia suspès Histologia –l'assignatura també depenia del mateix personatge– a l'examen de juny quan el meu examen era francament bo. El més dramàtic és que m'havia posat un 3, fet que m'obligava a anar a setembre (amb un 4 hagués passat a juny, ja que tenia un 10 de Fisiologia i un 5 d'Anatomia). Per tant, em vaig passar tot l'estiu estudiant una mitjana de cinc hores al dia, que per a aquesta assignatura, relativament curta, constituïa una autèntica barbaritat. A l'examen de setembre crec que jo era l'únic de les persones que ens examinàvem que només tenia la Histologia pendent.

Els altres duien també la Fisiologia i/o l'Anatomia. L'examen era tipus test amb cent preguntes i donaven cent minuts per respondre'l. És possible que el lector em consideri un fatxenda a partir d'ara, però la fidelitat a la història m'obliga a dir que vaig acabar l'examen en trenta-cinc minuts i que vaig encertar noranta-nou de les cent preguntes. A la papereta d'examen –que dies després em firmarien per darrera el pianista Tete Montoliu i el saxofonista Ponny Poindexter al Jamboree de la plaça Reial– hi consta un meravellós *Sobresaliente*.

«Miri, professor, jo li agraeixo molt la confidència, però no estic disposat a aguantar més injustícies com a primer curs amb la Histologia, de manera que em dedicaré de ple a l'Anatomia Patològica des d'ara fins al juny, i si em suspèn demanaré revisió d'examen».

Imagino que en Laporte devia tractar de treure'm la idea del cap, però el cert és que vaig estudiar Anatomia Patològica com un boig i el dia de l'examen m'envoltaven uns quants amics disposats a aprofitar la meva erudició sobre la matèria. A l'aula no hi havia gairebé vigilància i es copiava tant que es volia. L'examen no era gens fàcil, però em va sortir molt bé. A l'hora de recollir les notes, tots els amics i jo ens vam repartir notables i excel·lents, excepte l'Albert –que havia copiat de mi més que ningú–, que es va endur un formidable suspens. La ironia final de la història és que el «panxes brutes» –malnom del catedràtic en el seu cercle d'enemistats íntimes– ens confonia molt fàcilment a l'Albert i a mi –que sempre anàvem junts, com Paticot i Mandinga– i cal creure que en posar les notes es va equivocar perquè a mi me la tenia jurada i a ell no. Ho vaig sentir per l'Albert, però mai no n'he tingut cap remordiment. De malifetes subversives n'havíem fet tots dos a parts iguals.

Don Máximo Soriano portava unes precioses bates blanques llises i emmidonades, incòlumes i enlluernadores, que podien perfectament ésser l'anunci d'un sabó de rentar roba. Home menut d'alçada però gran, molt gran, pedagog. Mai no va dictar una sola lliçó teòrica –feina que deixava en mans dels seus adjunts– però cada dia duia un malalt a classe. L'asseia en una butaca confortable, demanava a un estudiant que baixés de l'amfiteatre a fer-li la història clínica, ell escoltava pacient i corregia quan feia falta. Després enviava el malalt a la sala de l'hospital i demanava a l'estudiant (quart curs de carrera, primer any de Clínica) què opinava. Promovia el desacord i la discussió entre nosaltres, és a dir, ens obligava a pensar!, i finalment ell feia la síntesi final. Algunes classes, per exemple, la de l'úlcera duodenal, eren extraordinàries, segons el meu parer. Don Máximo, nascut a Castella i probablement de mentalitat molt conservadora, parlava un català impecable quan passava visita. Considerava que fer servir la mateixa llengua que el pacient formava part de la seva obligació com a metge. Certament, la seva postura era força estranya l'any 1967, però el que em sembla esgarrifós és que encara ho sigui quaranta anys després, amb més de trenta de restabliment de la Generalitat de Catalunya i les seves lleis de normalització lingüística de pa sucat amb oli. Ja em perdonaran...

Les meves activitats –més aviat modestes, no ens passem ara– en contra del règim franquista havien estat suficients per impedir-me anar a milícies durant els anys de carrera i feien poc probable que em concedissin pròrrogues per estudis, de manera que uns quants companys que estàvem en situació semblant ens vam espavilar per fer cinquè i sisè de carrera en un sol any. De grat o per força, a setembre de 1969, amb vint-i-un anys acabats de fer, havia acabat els estudis de Medicina. Aquell mateix mes, unes alteracions a l'electroencefalograma, que ja les comentaré amb una mica més de detall, van possibilitar que la meva «mili» es reduís a tres setmanes a l'Hospital Militar de Barcelona, d'on vaig sortir més gras (menjàvem cinc plats en cada àpat) i amb un paper que deia *«Inútil Todo Servicio»* i que petonejo des d'aleshores el dia de la Pasqua Militar, el dia del sant del Rei i, sobretot, el *Día de la Hispanidad*.

I vaig començar a fer de metge. Als matins anava a l'hospital a aprendre sense cobrar, i a les tardes i els dies de festa fent tombs per guanyar algunes pessetes. Les primeres feines que vaig cobrar van ésser les urgències domiciliàries amb el meu «sis-cents» els diumenges a l'Obra Social 18 de Julio, alguna substitució del *Seguro* (Instituto Nacional de Previsión) als estius i, sobretot, els tres anys d'inspector mèdic per a Indo, els fabricants de vidres i ulleres. Quan ja portava un parell d'anys amb aquesta empresa, era l'any 1972, una mica de sort, una mica de mèrits i una mica de picardia (allò de ser en el lloc precís en el moment oportú) van permetre que els meus anys previs d'assistent de franc a l'Hospital Clínic em convertissin, amb només vint-i-cinc anys, en metge adjunt del feia poc estrenat Servei d'Endocrinologia del mateix centre que dirigia l'Enric Vilardell. Aquesta etapa va obrir definitivament les portes a les meves dues activitats professionals més rellevants: fer de metge clínic i ensenyar, bàsicament, Medicina.

Si el lector té prou bondat i paciència per seguir llegint aquest llibre, hi trobarà explicades algunes anècdotes que m'han passat en l'exercici de la docència. També hi haurà la referència a una incursió personal –forçada, com es veurà– en el camp de la comèdia (i que per sort no va acabar en tragèdia), i finalment s'explicarà la troballa màgica d'uns vells papers que semblen fets expressament per concloure aquest petit llibre, la pretensió del qual és per damunt de tot distreure i provocar el somriure, i també —ei, si pot ser!, com diria Pere Quart— fer-los pensar una mica sobre aquesta activitat apassionant que és l'ensenyament.

Benvinguts a l'aula!

Als hospitals tenen lloc moltes reunions de metges, generalment anomenades «sessions». En molts serveis la sessió és diària en iniciar la jornada. En aquests casos la reunió és relativament informal i consisteix a analitzar l'evolució dels pacients ingressats o les urgències ateses durant la nit. Els metges residents –amb unes ulleres que se les trepitgen si han passat la nit en blanc– són els encarregats d'explicar-ho, i la resta de l'equip (el cap de servei i els metges adjunts) els fan preguntes i donen orientacions de com seguir el procediment diagnòstic o el tractament. De fet, aquestes sessions són les hereves del pas de visita –conegudes a l'Argentina com a *revista de sala*– del segle XIX, activitat que a casa nostra va durar fins a la dècada de 1980. Durant el pas de visita, tota la cort celestial de bates blanques passava de llit en llit per aquelles grans sales d'hospital, de sostres alts i grans finestres que enquibien fàcilment trenta o més malalts. El metge encarregat del llit s'adreçava respectuosament al catedràtic –el *grand patron* a França–, el qual, després d'escoltar el resum del cas, feia els comentaris pertinents, que tota la cort escoltava de manera absolutament reverencial, afegint-hi cops de cap d'assentiment si les circumstàncies ho requerien, principalment els que estaven situats a primera fila.

A l'inici dels anys vuitanta, amb el meu grup del Clínic de Barcelona vam ser dels primers del país a abandonar aquest sistema –que podia fàcilment ésser vexatori per al pacient–, fet que el va convertir en un pas de visita al voltant d'una taula a la biblioteca i no al voltant del malalt. A aquest sistema l'anomenàvem *in vitro*, per diferenciar-lo del convencional, *in vivo*. Situada entre els minúsculs dispensaris i la sala de pacients hospitalitzats, aquell espai destinat a biblioteca no devia tenir més de dotze metres quadrats, una part dels quals estaven ocupats per la taula i prestatgeries plenes de revistes i llibres. Tot i que ara em sembli impossible, en aquell espai ens hi amuntegàvem sovint una vintena de persones que amb la porta tancada, per evitar que els malalts sentissin les converses, discutíem els casos clínics. Per molt que costi de creure, la meitat dels reunits fumàvem sense demanar permís als no fumadors, de manera que no cal dir que si la reunió durava més de quinze o vint minuts, fins i tot a ple hivern, tard o d'hora se sentia una veu que deia: «que algú obri la finestra, cony!».

Quan venia a visitar-nos, la Roser Casamitjana, del Laboratori Hormonal, deia que allò que passava al nostre servei era senzillament promiscuïtat i que caldria denunciar-ho al Comitè de Bons Costums. Jo crec que exagerava perquè, encara que de tant en tant freguessis la cuixa d'alguna veïna o bé notessis fugaçment l'escalfor d'un pit femení que et fregava l'esquena perquè la seva propietària volia veure-hi per sobre la teva espatlla, no hi ha constància escrita ni tan sols tradició oral que mai hagués succeït rés més durant aquestes activitats.

Un cop cada dues setmanes, la sessió era més formal i tenia lloc a l'aula del servei, on crec recordar que no es podia fumar. Aquesta sessió clínica era alhora una de les activitats acadèmiques de l'Escola Professional, que per aquella època acollia una dotzena de llicenciats en Medicina, els quals accedien en dos anys al títol d'especialista en Endocrinologia (totes aquestes escoles van ser bandejades pel sistema MIR l'any 1973). Aquell dia pujava el catedràtic, l'inefable Alfonso Balcells Gorina –la misogínia del qual era pública i notòria– que s'asseia a la primera cadira del primer rengle, just davant de la taula del dissertant. No cal dir que el professor Balcells esperava que quan ell arribés, l'aula, plena amb tots els metges del servei i els alumnes d'Escola Professional, es posés dempeus. Encara que ell no se n'adonés –no ho va fer mai–, a mitjan anys setanta, la cosa ja no anava per aquests viaranys i suposo que es devia endur bastants disgustos de veure com es perdien les seves formes.

La sessió, que es feia al migdia, durava al voltant d'una hora. Aquesta era formal, ja que tenia un programa escrit que es distribuïa alguns dies abans. Acostumava a tenir dues parts: casos clínics i revisions. Quan es tractava de casos clínics, un metge resident o un alumne d'escola els explicava, també hi adjuntava les proves de radiografies i d'anàlisis clíniques de què disposava. En canvi, si es tractava de revisions, un metge adjunt actualitzava davant de l'auditori un aspecte d'una entitat clínica, per exemple, el tractament de la malaltia de Bassedow.

Com que malauradament el metge d'hospital sol ser un col·leccionador de rareses, en aquestes sessions no s'explicaven casos senzills, sinó que com més difícil i atípic fos el malalt millor, més punts aconseguia el dissertant, sempre que en sortís airós, és clar. I això justament és el que no va passar el dia de l'Elvira.

Aquest nom és fictici, tot i que que em vénen ganes d'escriure el seu nom real pel pur plaer de la venjança. Sí que era, però, una de les dues alumnes d'Escola que jo tenia adscrites aquell any. L'Elvira passava visita al dispensari al meu costat, també m'ajudava a fer la història clínica i el reconeixement, i quan el malalt sortia per la porta, comentàvem alguns aspectes del cas. Un dia el *jefe* —això de «cap» no es deia ni de conya— ens va demanar que preparéssim un malalt al nostre criteri per a la sessió clínica de la setmana següent. Com era de preveure, vàrem triar el més enrevessat que teníem. Atès que era probablement la primera vegada de l'Elvira i tenia molta il·lusió per explicar el cas ella, li vaig comentar que l'ajudaria a fer-ho. A qui no li va semblar tan bé va ser al *jefe*, que va arrufar el nas quan ho va sentir. Si en lloc de fixar-me en les dents del *jefe* —que les tenia molt grosses— m'hagués fixat més en aquell nas... potser la meva vida hauria anat d'una altra manera.

Una mica amoïnat pel seu silenci, dies abans de la sessió vaig preguntar a la meva alumna si volia que repasséssim junts l'esquema de la presentació. Va accedir una mica a contracor, convençuda que ho tenia tot la mar de bé —en honor a la veritat, s'ha de dir que no era mentida que *ella* ho tingués tot força bé, però la qüestió que es debatia no era aquesta, sinó una altra—. Quan vaig veure com tenia engiponada la presentació i —el que és pitjor— que n'estava tota cofoia, el meu nivell d'alarma va ser de cinc en una escala de cinc. Era absolutament necessari fer-li veure que allò no podia acabar bé de cap manera. Malauradament, no hi va haver res a fer, perquè l'estratègia que vaig triar va fracassar de manera estrepitosa. Irritada, a la tercera observació em va tallar en sec.

—Mira Dani, cadascú té el seu estil, jo tinc el meu.

—Oh i tant, reina! Només faltaria. Endavant, fes-ho com et sembli.

Les espelmes que li vaig posar a santa Rita aquell fatídic dimarts al matí no van servir per a res. «Quan les coses poden anar malament hi van», diu una de les lleis de Murphy, però jo en aquell moment no ho sabia perquè crec que en aquella època els seus llibres no havien estat publicats. Cinc minuts després d'haver començat les seves explicacions sobre el cas, el discurs de l'Elvira no tenia cap sentit. La taula que tenia al davant sobre la tarima era un munt de papers desendreçats, la seva veu s'anava fent cada cop més inaudible i les mirades del *jefe* cap a on jo era (amagat en un racó al fons de la sala), cada cop més freqüents i furioses. En Balcells es bellugava inquiet, els enemics somreien de manera mal dissimulada, els amics em miraven amb compassió, la tragèdia era qüestió de pocs minuts.

Sobtadament, la meva pal·lidesa de cera i suor freda va canviar a una vermellor de perdigot i roentor de brasa encesa quan, enmig del silenci incòmode de la sala, es va sentir la veu inefable de l'Elvira que amb un to mel·liflu va dir:

–Que m'ajudes, Dani?

La riallada de l'auditori es devia sentir des del carrer Casanova.

–No, reina, no t'ajudo, més aviat t'assassino –devia pensar jo, mentre tractava d'arreglar allò que ja no tenia solució.

Els comentaris de la parròquia sobre la suposada relació sentimental entre l'Elvira i jo no els vaig sentir, però no se'm va fer difícil imaginar-los, tenint en compte els nivells de caritat cristiana d'alguna de les metgesses i infermeres que per aquella època pul·lulaven pel Servei.

Mentre va durar l'escola, vàrem tenir força alumnes, ja que de la nostra especialitat crec recordar que no n'hi havia cap altra a Catalunya. Entre els alumnes que em van correspondre directament hi havia una noia molt agradable, que tenia el cap gairebé tan gran com jo, de manera que quan passàvem consulta l'un al costat de l'altre, els malalts, en entrar a la consulta, es tocaven el cap, convençuts que el seu se'ls havia fet petit. Almenys això és el que deia una d'aquelles metgesses caritatives a què feia referència i de qui potser tindrem ocasió de parlar una mica més. Del que puc donar fe és que quan aquesta noia i jo coincidíem amb un altre caparrut del servei –que tampoc trobava gorres a la seva mida– i ens passejàvem per les festes majors, els capgrossos decidien que l'any vinent calia revisar-ne les dimensions.

Ja he dit que jo era un metge adjunt descaradament jove, de manera que els meus alumnes sovint tenien la mateixa edat que jo, però algunes vegades, com en el cas d'en Paco Gallo, eren molt més grans, motiu pel qual quan el malalt entrava a la consulta inevitablement es dirigia al meu alumne, a qui prenia pel més entès en la matèria. A mi m'agradava seguir l'equívoc però a ell no, i normalment descobria la veritat al cap de pocs minuts. En Paco era un tipus admirable, andalús de naixement, va arribar a Catalunya quan tenia trenta anys acabats de fer, amb la dona i un parell de fills. Havia estudiat veterinària al seu país i venia a treballar en els mercats municipals de Barcelona. Com que li sobrava una mica de temps i molta capacitat intel·lectual, en Paco es va posar a estudiar Medicina quan ja tenia tres fills; als quaranta ja s'havia llicenciat i es volia treure el títol d'endocrinòleg a l'escola, moment en què el vaig conèixer. Amb el títol a la mà, va exercir les dues professions durant vint anys. Ara està jubilat (primer ho va fer de veterinari, pocs anys després ho faria de metge) i ha tornat als seus orígens, a Alcalá de los Gazules, un poble blanc molt bonic, de l'interior de la província de Cadis. Trobo a faltar les sobretaules a casa seva, després de tastar menges dels pastors del seu país, que ell preparava amorosament però sense donar-hi cap importància. Els plats eren extraordinàriament saborosos i el que em sap més greu és que és molt probable que a aquestes alçades les receptes estiguin en greu perill d'extinció.

De sessions com la nostra en feien tots els serveis d'especialitat, però sense cap mena de dubte la més important de l'hospital era –i suposo que ho és encara– la del Departament de Medicina. Es feia cada divendres a la una del migdia en una aula on cabien al voltant de dues-centes persones, la qual s'omplia. El primer rengle –la fila 0 del teatre– s'havia de deixar buida per als catedràtics, tant els actius com els jubilats. Arribaven cerimoniosament abans d'hora, es donaven la mà els uns als altres, s'asseien sempre al mateix lloc i alguns probablement sempre feien les mateixes preguntes, però se'ls hi perdonava amb magnanimitat per allò que deia el meu amic Paco: «La vellesa inspira pietat».

A les sessions hi havia normalment tres tipus de presentacions: unes de treballs actuals dels diferents grups de recerca de l'hospital, una conferència magistral i, finalment, unes més rares, que només es feien un cop al mes, a l'estil d'un hospital molt famós de Boston (Massachusetts Hospital): un «peça» (en argot significava un expert en la matèria), generalment convidat d'un altre hospital, discutia un cas clínic, és a dir, llegia la història que havia rebut algunes setmanes abans, comentava les exploracions complementàries que li deixaven veure i, finalment, jugava una mena d'exercici mental que consistia a sospesar elements a favor i en contra dels diagnòstics que el dissertant imaginava que podia tenir el malalt en qüestió. S'ha de dir que el procés era completament detectivesc, a l'estil de Sherlock Holmes, com es cuidaria de fer palès magistralment la sèrie *Dr. House* molts anys després. I per fi el savi detectiu es mullava, és a dir, deia el que ell creia que tenia el pacient, que gairebé sempre era una cosa molt rara que la majoria dels assistents desconeixíem, encara que fèiem veure que no (com a la novel·la negra el que resulta ser l'assassí és el que menys ho sembla). La darrera part de l'espectacle consistia a mostrar aquella exploració amagada –moltes vegades l'autòpsia– que donava el diagnòstic de certesa. I aplaudíem el ponent, tant si l'encertava com si no, perquè el més important era l'erudició demostrada pel pobre gladiador, que segur que havia estat estudiant el cas setmanes senceres. A mi generalment em semblava un espectacle de circ, però no ho deia per por que em consideressin un esgarriacries.

Vaig tenir diverses sortides a escena a les sessions del Departament de Medicina, la majoria per presentar treballs que dúiem a terme al servei o bé per mostrar algun cas clínic. Només una vegada em van convidar a fer una conferència, justament quan vaig marxar de l'hospital, l'any 1989. M'agradaria recordar aquesta –un comiat autèntic– i la primera, l'any 1971. Per raons diferents, i a gran distància de totes les altres, van ser les que més adrenalina em van generar.

L'any 1971 la reforma del Clínic era a la incubadora i els serveis d'especialitat estaven duplicats o triplicats o quadruplicats, repartits en les diferents càtedres. Jo feia d'assistent com a aprenent d'endocrinòleg a la càtedra del professor Soriano, amb un *jefe* –el malaguanyat doctor Ezequiel Piera– que de tan carca que era no t'hi podies ni enfadar, i un metge una mica més gran que jo, llest com una fura, estudiós i ambiciós, que es deia i es diu Joan Soler. En Joan havia recollit tres casos d'una malaltia aleshores poc coneguda, tiroïditis de Hashimoto, i els volia presentar a la sessió dels divendres. Em va oferir de fer-ho junts, el que sense cap mena de dubte era un regal per a mi, perquè amb dos anys escassos de llicenciatura m'ajudava a donar-me a conèixer al Departament de Medicina, així com fer-ne mèrits per quan es repartissin les garrofes, és a dir, quan s'unifiquessin els serveis d'especialitat i es contractessin de veritat els metges, o sigui amb sous dignes.

En Joan, a més de generós també era murri, per tant, es va agafar la part més maca i em va deixar la lletja per a mi. Ell va explicar els pacients i com s'arribava al diagnòstic clínic, mentre que jo vaig comentar l'anatomia patològica. Escriure això, encara ara em fa pujar els colors a la cara, perquè en aquella època, tot i que no era un patòleg, em feia molta il·lusió sortir a la palestra, fet que va fer que oblidés les meves limitacions amb el microscopi, per molt bona nota que m'haguessin posat a la carrera en aquesta disciplina. La setmana anterior a la sessió vaig començar a ésser conscient de l'abast de la tragèdia. Per sort, en Rafael Ortiz –un excel·lent patòleg amic del meu pare amb qui havíem anat a pescar oblades moltes tardes a Sa Tuna– es va apiadar de mi, em va fer unes diapositives meravelloses de les preparacions histològiques que li vaig dur, i en unes quantes hores em va fer reconèixer clarament els fol·licles tiroïdals, les infiltracions limfocitàries i les cèl·lules de Hürtle.

Aquelles tres diapositives les sabia de memòria i les somniava. La nit abans de la presentació, en Joan va venir a casa meva, a Badalona, i amb el projector encarat a la paret del menjador, vàrem assajar les respectives presentacions fins a les tantes de la nit.

La sessió començava amb nosaltres a la una en punt. Poc després de les dotze havíem acabat el dispensari. En Joan em va demanar que li portés les diapositives per preparar el carregador. Horror, les diapositives no eren a la meva taquilla! Fent memòria a tota velocitat, vaig concloure que les diapositives només les podia tenir a la taula del menjador del carrer d'en Prim, de Badalona. Ens vam mirar aterrits i sense dir-nos res, vam sortir corrents, sense treure'ns la bata, cap al meu cotxe, un «sis-cents» que estava aparcat a l'interior de l'hospital. Eren les 12:14 hores quan el posàvem en marxa i sortíem pel carrer Casanova.

Feia sis mesos que la meva dona i jo vivíem a Badalona en un pis minúscul, a sota d'un d'idèntic on vivien uns grans amics. Cada matí a tres quarts de vuit baixàvem els graons de quatre en quatre per enfilar-nos cadascú en el seu «sis-cents», blanc el d'ells i verd el nostre. Les dues dones entraven a treballar a les vuit –la seva d'infermera en una clínica i la meva de mestra en una escola–. Semblava impossible aconseguir-ho, però gairebé sempre quan tocaven les vuit a la ràdio del cotxe –*España a las ocho,* de Radio Nacional de España–, les dones ja estaven al seu lloc de treball i nosaltres ens retrobàvem una estona després per esmorzar tranquil·lament abans d'entrar a l'hospital.

No cal dir que l'eslàlom a quatre mans de cada matí del carrer d'Aragó era un autèntic espectacle i no es descarta que tinguéssim espectadors fent apostes de quantes vegades canviaríem de via en aquell trajecte. No era infreqüent passar d'anar totalment a l'esquerra a fer-ho completament a la dreta més d'una vegada, i a vegades ens creuàvem al mig i ens saludàvem d'un cotxe a l'altre.

En aquella època l'autopista de Mataró s'havia inaugurat feia poc i el carrer d'Aragó ja tenia sis vies en un sol sentit i una formidable ona verda de semàfors sincronitzada al voltant dels setanta o vuitanta quilòmetres per hora. El trànsit, tot i el «boom» de l'utilitari, tenia poc a veure amb el d'ara i, fet cabdal per entendre el final de la història, no existien els radars. Aquesta combinació de factors més la increïble sort que m'ha acompanyat sempre a la vida en els meus innombrables episodis de despistat (m'he deixat en tres ocasions un Rolex en dutxes públiques i me l'han tornat sempre), explica que aquell fatídic dia de les diapositives, a les 12:58 hores tornéssim a tenir el «sis-cents» aparcat davant de l'aula on es feia la sessió. I, malgrat la taquicàrdia pels nervis que vam passar, ningú se'n va adonar, tot va anar com una seda, i va sortir perfecte, tant l'explicació del Joan Soler –que crec que mai m'ha perdonat la badada– com la meva.

Divuit anys després, jo havia tingut molt temps –mesos– per preparar-me la conferència que m'havien demanat i el carro de diapositives –encara faltaven molts anys per al PowerPoint– estava carregat des de feia dies. El subjecte de la dissertació era lliure i el títol també me'l deixaven posar a mi. El tema no podia ésser un altre que la diabetis, que és la meva àrea de més competència, i el títol que vaig triar tenia força a veure amb les causes que havien propiciat la meva sortida de l'hospital. El títol va rebre el nom de «La diabetis, assignatura pendent dels endocrinòlegs».

La sala tenia una bona entrada. A la fila 0 estaven els habituals, menys una persona per qui tenia i tinc una gran estima, el professor Ciril Rozman (alguna vegada després he pensat que si ell hagués estat a la conferència potser les coses haurien anat d'una altra manera, qui sap). A la tercera fila a la dreta, alguns dels meus excompanys del servei; a la resta de seients, amics, saludats i coneguts, que diria Josep Pla. El Pepe Millà era el mestre de cerimònies. Va dir que jo no necessitava presentació en aquell fòrum, em va donar l'aparell de làser –un cilindre de dimensions gegantines endollat al corrent elèctric– que serveix per indicar els punts que t'interessen remarcar de la projecció, i em va deixar sol davant del perill. Jo estava nerviós, no puc negar-ho. Era un comiat mig desitjat, mig forçat i tenia moltes ganes de deixar ben clar a l'auditori que marxava d'aquella casa un tipus bo i competent i que els que allà hi manaven –alguns els tenia a primera fila– se l'havien deixat perdre per covards i «pixafredes». M'havia preparat la conferència fins al més petit detall. Els silencis, les pauses, les preguntes a l'auditori, el sermó final, tot... I les diapositives eren impecables!

Vaig començar fent una revisió d'allò últim que es coneixia sobre l'etiologia de la malaltia, per deixar clar que de ciència també n'anava servit. Després –i aquest era l'eix del discurs– vaig analitzar punt per punt els elements que fan que el tractament de la diabetis sigui eficaç, demostrant que en tots i cadascun d'aquells punts (insulines, dietes, exercici, autocontrol...) la ciència del terapeuta esdevé totalment inútil si no s'acompanya de la col·laboració del pacient. I finalment em vaig ficar en el terreny més relliscós.

«Qui és el responsable de promoure la col·laboració del pacient quan aquesta no és espontània? L'escola i la família si es tracta d'un nen o un adolescent? La societat? L'empresa on treballa? La salut pública proporcionant-li un psicòleg? O bé... què els semblaria si ens impliquem d'una vegada els propis metges dels hospitals, que fins ara ens ho estem mirant tot des de la biologia? Oi que s'adonen que descuidem lamentablement aspectes afectius, laborals i socials del pacient? Per què no acceptem d'una vegada que abordar-los és també feina nostra? Però si s'hi fixen bé, senyors, no es tracta d'entrar-hi per cortesia o per ètica o simplement perquè som bones persones, sinó de fer-ho perquè d'aquesta manera el nostre treball és molt més eficient. És clar que entrar de ple en l'educació de pacients vol dir compartir coneixements i pot implicar pèrdua de poder –i aquí neix la resistència dels metges–, però a la llarga suposa establir una relació nova més gratificant per a tots. Em sembla clar –els deia–, i m'agradaria compartir aquesta creença amb vostès en acabar, que les persones que ens dediquem a malalties cròniques –i en aquella aula n'hi havia un munt com jo– perdrem el tren de la medicina si no fem un autèntic cop de timó en la nostra manera de fer de metge.» I la conferència acabava amb la diapositiva d'un tren que s'allunyava de l'estació.

En acabar, el silenci era dolorós. Ningú va aplaudir, fet que sempre es feia per cortesia. Ningú no deia res. Jo no entenia el silenci. Creia que ningú havia comprès res, però això no encaixava amb l'atenció que vaig percebre a l'auditori durant tota la conferència. Després d'uns inacabables segons més, em van fer quatre preguntes. Perfectament prescindibles i estúpides, tant les preguntes com les meves respostes.

Tothom va marxar. Vaig recollir els meus papers i les diapositives. Estava cansat, tenia gana i una certa sensació d'haver fet «els gegants», que deia el meu pare. Alguns dels que marxaven em tustaven l'esquena afectuosament sense dir ni un mot. L'Antoni Garcia Pugés –amb qui després ens vam fer molt amics– em va dir:

–No pateixis per això. Has estat de collons. T'han entès perfectament. Per això callaven, els putes. –I va fer la seva clàssica riallada estentòria.

Al passadís del soterrani de l'hospital em vaig trobar la Paquita Rivera, cap de Servei del Laboratori Hormonal, que anava a dinar. Es va acostar, em va abraçar i em va dir:

–Avui m'he sentit orgullosa d'ésser amiga teva.

Mai més he parlat amb ningú d'aquella estranya conferència, que –com era preceptiu– mesos després publicaria la revista *Medicina Clínica* (Med Clin 1989; 93: 548-555), on és a disposició dels curiosos.

Ensenyar a la consulta

Els metges i els nostres doctes antecessors com els bruixots, druides i arrencaqueixals, sempre hem acompanyat les intervencions i prescripcions amb consells i ensenyances als malalts, de manera que l'educació de pacients –terme que actualment està molt de moda– no ens l'hem inventat ara, sinó que és una activitat ancestral en l'exercici de la professió sanitària. Al menys des d'Hipòcrates, el metge ha fet d'alguna manera educació als seus pacients, ja que els ha ensenyat quins aliments són desfavorables o beneficiosos per a trastorns determinats, els ha recomanat les activitats físiques o conductes (repòs, exercici, abstenció o pràctica de sexe, etc.) que poden ajudar a guarir o, simplement, els ha donat instruccions sobre com s'han de prendre els medicaments (abans o després dels àpats, en infusió, dissolts, etc.).

Es podria dir que l'educació dels pacients s'orienta a la prevenció secundària, és a dir, a les conseqüències d'una determinada malaltia ja existent, com la diabetis, la hipertensió o l'asma, mentre que l'educació sanitària s'orienta a la prevenció primària, és a dir, que és un conjunt de normes i prescripcions que es donen perquè la malaltia no aparegui o perquè ho faci el més tard possible. Per exemple, promoure l'abandonament del tabaquisme entre els malalts que ja tenen diabetis és fer prevenció secundària de les conseqüències de la malaltia, com els infarts de miocardi o la retinopatia, mentre que estimular tota la població general a fer més activitat física i reduir la ingesta de calories, greixos i sucres és fer prevenció primària de la diabetis.

De la prevenció primària se'n cuiden els governs i determinades institucions públiques, perquè en principi els metges no veiem les persones sanes, sinó els malalts, encara que això és molt discutible. No només perquè els consultoris són plens de persones que no tenen cap malaltia, però estan realment malaltes («la salut no és solament l'absència de malalties, sinó un estat de complet benestar físic, mental i social», com va definir l'Organització Mundial de la Salut en la conferència d'Alma-Ata de l'any 1978), sinó també perquè molts individus que tenen malalties s'adapten de manera apropiada al trastorn i se senten plenament sans. Però potser que deixem aquest discurs que ens duria a discussions filosòfiques que s'allunyen del propòsit d'aquest capítol.

Els professionals sanitaris sempre hem sigut conscients de la importància d'ensenyar als nostres pacients i que la nostra responsabilitat no s'acaba fent una bona prescripció farmacològica. És evident que la mateixa recepta explicada amb claredat i convicció obté millor seguiment a llarg termini que si es fa de qualsevol manera. Només això explica per quin motiu dins d'un mateix ambulatori de la Seguretat Social i amb accés a la mateixa ciència i recursos, hi hagi metges que tenen més controlats els seus pacients crònics (diabètics, respiratoris, hipertensos, etc.) que d'altres.

Entusiasme, convicció i bona voluntat són elements imprescindibles, però s'ha de dir immediatament que no són suficients. «L'infern és ple de bones intencions», em deia l'àvia... L'educació de pacients és una ciència i com a tal, està sotmesa a les lleis d'observació, reproducció i avaluació. Entesa d'aquesta manera, l'educació de pacients es converteix en allò que ara es coneix com a «educació terapèutica», una autèntica disciplina científica. El canvi de nom significa que encara que evidentment es tracta d'ensenyar, cal fer-ho amb l'objectiu específic de millorar els resultats del tractament, entre els quals hi ha certament números (colesterol, glucosa, tensió arterial), però també intangibles, com qualitat de vida, benestar, confort, consol, etc.

El principal motor per a l'aprenentatge és sense cap mena de dubte la frustració, la pífia, l'error, el fracàs. Quan t'adones que el missatge que volies transmetre, que sembla molt senzill, no ha passat o que ha estat entès de manera completament diferent a com l'has emès, el primer que penses és... que ruc que és el malalt! Però és clar, el ruc ets tu, que no t'expliques de la manera apropiada al receptor. O els rucs sou tots dos; tant li fa, però el que cal és recuperar el pont. Pel que fa a això, em sembla fascinant el que escriu Murray: «Ja sé que tu creus que comprens tot el que penses que jo he dit, però no estic segur que t'adonis que el que has sentit no és en realitat el que jo volia dir». Definitiu. I encara és més càustica la frase lapidària de Joan Fuster: «Desenganyem-nos, quan dos s'entenen sempre hi ha un malentès».

En un taller de psicologia de l'Associació Americana de Diabetis que va tenir lloc fa uns anys, un psiquiatre ens explicava que els nostres pacients crònics es podien dividir en tres categories: els visitadors, els queixosos i els clients. I que l'error que cometíem era voler fer educació terapèutica amb tots, ja que l'educació només era efectiva amb els clients. En els altres supòsits era inútil i, en tot cas, el que calia era desenvolupar l'estratègia apropiada per convertir-los de queixosos i visitadors a clients. La seva definició de les tres categories era molt simple i m'ha servit moltíssim tots aquests anys per replantejar-me la relació amb alguns pacients. El visitador és aquell que no identifica cap problema en relació amb la seva salut i que entra a la consulta amb «el vinc a veure, doctor». Normalment pregunta de manera cortès per la teva salut i per la teva família i espera beatíficament que decideixis què cal fer: reconeixement físic, anàlisis, canvi de tractament, etc. No qüestiona els resultats, no l'amoïna si la tensió o el colesterol són més alts o més baixos i tampoc té cap interès a sospesar els possibles efectes secundaris dels medicaments que li dónes. Gairebé tot li està bé, està content de veure't, sens dubte té confiança cega en el metge i ve regularment a les cites. Per contra, els queixosos identifiquen el problema, l'expliquen i esperen que tu el resolguis, però sense la seva intervenció. La seva actitud és passiva i sovint hostil, o com a mínim desconfiada. Si el metge l'encerta, perfecte, però si no ho fa, li retrauran immediatament. El queixós no té interès a interactuar amb el terapeuta, ni molt menys entrar en el raonament mental d'aquest quan sospesa els aspectes negatius i positius de les diferents solucions possibles.

El client és l'individu que identifica el problema –la tensió arterial no baixa prou, el sucre segueix alt al matí, em costa aprimarme, etc.– i ve a buscar una solució a l'expert, a qui li demana un diagnòstic, si no n'hi ha, i principalment, li pregunta per les diferents opcions terapèutiques. Amb el metge sospesarà totes les opcions i prendrà una decisió. Es tracta evidentment d'una relació de confiança mútua, però en cap cas d'entrega cega. Les dues parts –client i venedor– s'han de poder dir amb sinceritat tot el que pensen. I quan calgui, també el que senten.

Contra allò que es podria creure, no tots els metges volen clients. El bon client pregunta, compara i s'informa en altres mitjans, com internet, per fer-se la seva composició de lloc abans de decidir-se a prendre partit. Per a metges de pell prima –que n'hi ha un fum!– aquesta actitud acostuma a ésser percebuda com de desconfiança cap a la seva figura i sovint qualifica aquestes persones de saberuts, «listillos» o de torracollons impenitents. I és que en el fons és molt més fàcil tractar amb visitadors, els quals no qüestionaran res i tot els semblarà bé. He de confessar que alguns dies, quan reviso al matí l'agenda de les visites, penso: «Mira que bé, avui tinc uns quants visitadors, serà un dia relaxat».

L'anecdotari d'errors didàctics en la comunicació entre el metge i el malalt donaria per a tot un llibre. Alguns són divertits, altres poden ésser dramàtics. N'ofereixo un parell de collita pròpia:

- El senyor Enric G. –diabètic– va recollir les anàlisis del laboratori a Cardedeu. Va demanar a la infermera que els mirés abans de portar-me'ls a la consulta aquell mateix matí. La noia devia estar enfeinada i li va dir malcarada: «Tot està bé menys la glucèmia» (el valor de glucosa en sang estava alt, normal en els diabètics), però en Figuerola ja li ho explicaria. L'Enric va plorar tot el camí al tren que el duia a Barcelona, convençut que seria la darrera primavera que veuria aquells fruiters en flor. Senzillament havia entès que tenia una *leucèmia*. I això sí que sabia què significava.

- El metge acostuma a escriure a les prescripcions mèdiques algunes coses com Enalapril 1-0-2 (que significa que el pacient ha de prendre aquets comprimits un al matí, cap al migdia i dos al vespre). No obstant això, hi ha gent que entén que ha de prendre'n un o dos segons com estigui la tensió arterial, bé o massa alta. Amb insulina, l'error és més bèstia. Davant una recepta que deia Insulatard 18-0-10, una bona dona va entendre que s'havia de posar divuit o deu unitats d'insulina segons aquell dia tingués o no sucre a l'orina. La bestiesa va durar tres mesos, fins que la dona va tornar a la consulta i el metge es va posar les mans al cap en adonar-se'n.

Molts dels acudits de metges són sobre els errors de comunicació. És probable que alguns estiguin basats en fets *reals*. El meu pare n'explicava un d'una parella de vellets de poble de muntanya que anaven a visitar el metge perquè el marit tenia molt reuma. El metge li va dir: «Posi's un supositori d'aquests cada dia en anar a dormir». Quan eren fora del despatx la dona li diu al marit: «Tu saps què és un supositori?». Com que cap dels dos ho sabia, van decidir tornar a entrar i preguntar-li. El metge els hi va explicar somrient: «És com un llapis petit que es posa pel recte». «I què deu ésser el recte?», van dir-se l'un a l'altre. «Tornem a preguntar-ho», diu la dona. «No, que s'enfadarà», diu ell. «I ara, no veus que és molt amable?», insisteix la velleta. Finalment entren. El metge, atònit, els diu: «Se l'ha de posar al cul». I el vell li diu ràpid a la dona: «Ho veus com t'he dit que s'enfadaria?».

El pacient entra a la consulta fent rodolar una bóta de vi enorme. El metge li diu: «On va, home de Déu, amb aquesta bota?». L'home li respon: «Doctor, l'últim dia que el vaig venir a veure em va dir que tornés al cap de tres mesos amb els orins».

Segueixo en el món dels acudits per allò que divertit i avorrit són termes antinòmics, mentre que divertit i seriós no només no ho són, sinó que molt sovint es complementen. La meva àvia –la mateixa que deia que l'infern és ple de persones benintencionades– no va arribar a conèixer un exemple paradigmàtic de la seva sentència, el de mossèn Soca. El mossèn, rector de la parròquia de sant Soví de Puigventós, era un home infatigable, que escrivia a la porta de la seva església avisos parroquials com aquests:

- Per a aquells que tenen fills i no ho saben, tenim a la parròquia un jardí especial per a nens.
- Dijous a la tarda es reuneix el grup de mares. Totes les senyores que vulguin formar part de les mares, s'han d'adreçar al despatx del rector.
- El grup de recuperació de la confiança en ells mateixos es torna a reunir a la parròquia els dimecres a les 6 hores. Si us plau, entrin per la porta del darrera.
- Benvolgudes senyores: comença la campanya de venda d'objectes per beneficència. Portin aquelles coses que destorben a casa. No s'oblidin dels marits!
- Catequesi per avui: «Jesús camina per sobre les aigües». Catequesi per demà: «A la recerca de Jesús».
- A la cerimònia pasqual d'avui el rector encendrà l'espelma en el ciri de l'altar. El diaca encendrà la seva espelma en la del rector i després encendrà un per un tots els feligresos de la primera fila.

Si mossèn Soca hagués conegut el que era la reformulació i hagués demanat a un parell de feligresos què entenien en llegir els avisos parroquials, probablement les coses li haguessin anat d'una altra manera i el bisbe no hagués hagut de cridar-li l'atenció com a conseqüència d'invitar les senyores a visitar el seu despatx si volien ésser mares.

La reformulació és una de les eines que més m'ha ajudat a millorar l'adherència al tractament dels meus pacients. Entenc com a reformulació a la meva feina el fet de demanar a l'interlocutor que repeteixi allò que li acabes de dir. I també a l'inrevés, repetir-li al pacient en paraules teves què has entès d'allò que t'acaba d'explicar. Ràpidament els dos ens adonem si ens estem entenent, de manera que l'empatia millora a l'instant. Altres eines interessants són l'esquema o el gràfic. El primer em serveix per explicar, per exemple, com es regulen entre elles les hormones (tiroides, hipòfisi, suprarenal...) i, per tant, facilita que s'interpretin les anàlisis. El segon és eficaç per valorar els progressos al llarg del temps en paràmetres com el colesterol o l'hemoglobina glucosilada. Però no tot són flors i violes. Moltes vegades l'esquema de les hormones es queda sobre la taula quan el pacient marxa del despatx, el que significa que no ha servit per res o, en tot cas, només per refrescar els meus coneixements. El gràfic sol tenir més èxit: la majoria dels meus pacients tenen un nivell sociocultural superior a la mitjana del país i estan habituats a seguir d'aquesta manera les fluctuacions de la borsa, de l'atur o de les vendes de cotxes. S'ha de tenir en compte, però, que hi ha una regla d'or que diu que la divulgació mèdica escrita o gràfica només és entenedora per a la població que llegeix habitualment el diari, la proporció de la qual no va més enllà del 25 % a Catalunya. En totes les altres persones —moltes d'elles analfabetes funcionals, encara que sàpiguen llegir paraules— s'han de cercar eines diferents. I no és gens fàcil.

El grau d'adscripció dels pacients a les recomanacions mèdiques està relacionat amb molts factors i creure que el més important depèn de nosaltres, els prescriptors, és d'una ingenuïtat notable. Per exemple, si el malalt està amoïnat pel futur de la seva feina, té dificultats econòmiques o passa per un conflicte sentimental, és poc probable que estigui gaire receptiu a recomanacions mèdiques que exigeixin esforços de voluntat suplementaris. Però més importants que les preocupacions són les creences. Fer tractament –farmacològic, dietètic o del tipus que sigui– quan un es troba bé és una conducta apresa recentment en la història de la humanitat i és la conseqüència d'un raonament que inclou el processament de dades científiques (per exemple, entendre les estadístiques que demostren que la combinació de tensió arterial, glucosa i colesterol elevats augmenta el risc d'infart de miocardi, així com que deixar de fumar i prendre diverses píndoles minimitza aquest perill). Si em permeten l'expressió, «no és normal» no patir cap símptoma i haver de prendre cinc, sis o més pastilles diàries –i no diem injectar-se insulina– com succeeix amb la majoria dels meus pacients que tenen diabetis i es troben perfectament bé. Amb col·lectius pakistanesos, indis o subsaharians –i probablement d'altres– els meus companys del Raval hi batallen cada dia quan aquests pacients, recuperats del símptoma que va condicionar el tractament, abandonen tots els fàrmacs amb absoluta naturalitat. I, és clar, no entenen per què la metgessa s'enrabia.

Tot i que sense cap mena de dubte els factors personals i els socials que he mencionat són molt importants en l'acompliment terapèutic, els metges i els professionals de la salut, en general, també tenim una part de la responsabilitat en tot això. En aquest sentit, la manera com es presenta la prescripció i sobretot l'actitud que s'adopta, són elements molt determinants del grau d'acompliment. La prescripció ha d'ésser clara, endreçada i el més simple possible, assegurant-nos que els codis escrits són compresos. Pel que fa a l'actitud, si l'individu se sent escoltat i comprès, tindrà confiança en el seu metge i és molt més probable que compleixi les seves recomanacions que si se sent jutjat o menystingut. I escoltar i comprendre no vol dir naturalment que s'hi hagi d'estar d'acord. Però el desacord mai no justifica desqualificar el contrari, que és el que el metge fa amb relativa freqüència. Si bé és cert que el pacient té el dret «a portar-se *malament»*, el metge té l'obligació de persuadir-lo perquè «es porti *bé»* (el lector entendrà perfectament que les cometes signifiquen que no es vol fer un judici de valor).

L'art de la persuasió també s'aprèn, tot i que s'ha de reconèixer que hi ha gent que excel·leix en aquest aspecte. És una llàstima que els professionals de la salut no fem servir regularment –com ho fan molts comercials i venedors– l'enregistrament en vídeo per millorar les nostres habilitats en aquest sentit. Un somriure d'acolliment, uns segons de silenci inicials, mirar als ulls del pacient (i no a la pantalla de l'ordinador), parlar amb claredat i fer servir un to de veu que transmeti competència, seguretat i afecte, són uns quants ingredients bàsics de la recepta de fer bé de metge, que no vol dir només saber medicina, tot i que s'ha de donar per suposat que a trenta anys del sistema MIR tots els que exerceixen en saben. Com ens deia el professor Rozman en un seminari, «necessitem no només bons metges, sinó també metges bons».

CLASSES A PACIENTS

Entre nosaltres, el canvi en la manera de fer de metge i sobretot en l'art d'ensenyar s'havia produït a l'inici dels anys vuitanta de manera tímida, però a la meitat de la mateixa dècada, amb molta més força. Tractarem d'explicar-ne les raons i el procediment, amanint-ho amb les petites històries que fan al cas.

L'any 1975, amb només vint-i-vuit anys, m'havien fet cap de la Secció de Diabetis. De mèrits potser n'hi havia algun, però la raó més poderosa per al nomenament tornava a ser la meva sort proverbial. Si la plaça d'adjunt l'havia guanyat perquè el seu titular original –en Martí Hennenberg– havia decidit quedar-se a París per fer recerca en creixement, la de cap de Secció la guanyava ara perquè el que l'exercia –el doctor Calvet Francès– marxava de l'hospital per dirigir la Fundació Sardà-Farriol, creada recentment amb un donatiu multimilionari d'aquest senyor d'Igualada.

Es pot dir que totes em ponien, però no seria del tot just. A diferència dels nostres veïns de planta o «endocrinòlegs purs», als de la meva secció de diabetis ens queien consultes de tot arreu, no només les externes i les dels nostres malalts hospitalitzats, sinó també les dels altres serveis, especialment els quirúrgics. I anàvem força de bòlit. Fins que un dia vaig recordar allò que «el que cal no és donar pa, sinó ensenyar a fer-lo». I vam començar a fer cursos en els diferents serveis amb la finalitat que els seus metges adquirissin les habilitats necessàries per tractar la diabetis dels pacients que tenien ingressats per altres motius. I va funcionar! Les consultes internes van disminuir de manera significativa, ja que aquestes es feien per telèfon, de metge responsable (ells) a metge consultor (nosaltres).

Aquesta formació va ésser revolucionària en aquella època. Tots asseguts al voltant d'una taula, els proposàvem diferents casos clínics que havien de discutir en grups de tres o quatre individus i donar una o diverses solucions, que després tornàvem a analitzar entre tots. No hi havia lliçó teòrica, només un resum de les coses bàsiques que feia el «monitor» de la diabetis al final de la sessió i que donava escrit. Negociant prèviament amb el cap de servei, solíem aconseguir que vingués ell també a les reunions i, fins i tot, alguna vegada s'hi havien incorporat infermeres.

Resolt aquest problema força bé, calia abordar-ne un altre de més complicat: aconseguir que la nostra població diabètica tingués un nivell educatiu satisfactori. Que això feia falta n'estava tothom convençut, però que fos feina nostra... diguem que no tothom n'era partidari. La veritat universal era que ningú tenia la més remota idea de com fer-ho. I, naturalment, quan no saps com fer una cosa tendeixes a fer-la de la mateixa manera que has vist fer-ho en situacions semblants. Ensenyar diabetis, dieu? Som-hi! Rengles de cadires, una tarima, una taula per al professor, una pissarra, guix... i si pot ser, un projector de diapositives. És a dir, com a la universitat o a l'institut. Programa? Dos dies a la setmana de 9 a 12:30 hores amb un descans al mig de trenta minuts. Durant el primer dia es tractaven tres temes (més o menys una hora per tema) i el segon dia, tres temes més. Els blocs eren: *1)* què és la diabetis i els seus tipus, *2)* la dieta per a les persones obeses, *3)* la dieta per a les persones que prenen insulina, *4)* maneig i ajustament de les dosis d'insulina, *5)* com prevenir i tractar la hipoglucèmia (baixada de sucre) i *6)* les complicacions de la malaltia.

Els *alumnes* es reclutaven a les consultes, de manera que quan el metge acabava la visita, donava un paper al pacient on hi havia la classe o les classes a les quals ell considerava que s'hi havia d'apuntar. Amb aquestes dades, la secretària organitzava les diferents classes, procurant que no hi haguessin més de deu o dotze persones a cada sessió. Poques setmanes després d'aquesta iniciativa, les classes eren plenes de malalts, i els metges, alguns contents i altres a la força, fèiem torns rotatoris per explicar la lliçó.

Jo estava estarrufat com un paó reial. Haver aconseguit desenvolupar en un hospital de tercer grau un programa estructurat –i no aleatori com fins aleshores– d'educació de pacients m'entusiasmava, perquè era una aspiració que m'havia costat molts esforços, a més de vèncer –no gaires vegades convèncer, s'ha de dir tot– moltes persones. I en aquell moment, en plena eufòria de satisfacció, va passar allò que no havíem previst. Les tenebres, el fracàs, la caiguda del cavall. Parin atenció.

Al voltant de l'any 1980 a la Secció de Diabetis del Clínic érem vuit metges: el cap, dos adjunts, dos residents i tres assistents que, a més de fer guàrdies, compartien feines de responsabilitat amb nosaltres. Un d'ells era en Reynals, que després seria un dels meus grans amics i col·laboraria en infinitat de programes d'ensenyament a professionals. Aleshores feia pocs mesos que era amb nosaltres. A les onze, a l'hora de descans, el Reynals tractava de sortir de l'aula per descansar una mica. Havia estat explicant la dieta i la insulina. Vam topar davant de la porta de l'ascensor. Estava suat, fatigat i ple de pols de guix, que fins i tot li emblanquinava lleugerament les celles. Un parell de passos rere seu, una dona vella donava la impressió que li volia preguntar alguna cosa que no es va atrevir a fer-ho durant la classe. Abans que la dona l'encalcés li vaig preguntar com li havia anat la classe. Em va contestar que bé, que creia que ho havien entès tot.

—Està bé —li vaig dir jo—. I vostè, senyora, en què la podem ajudar?

La dona s'adreçà ràpidament al Reynals i li engaltà a raig el següent:

—Això que ha explicat, doctor, ha estat molt bé, és interessant, m'ha agradat, però... allò que fa referència a la diabetis, quan començarà?

Les nostres activitats pedagògiques tenen sens dubte un abans i un després d'aquest dia fatídic. En aquell moment jo tenia la pell molt prima al respecte i ni en Reynals ni jo vam tenir sentit de l'humor davant d'aquest meravellós torpede a la línia de flotació. Volíem creure que no havíem entès la senyora, però ella insistia a demanar-nos quan començaria la classe de diabetis. Què havia entès fins al moment és un misteri que ni ell ni jo ens vam atrevir a esbrinar. Anys després hem rigut amb ganes explicant aquesta anècdota infinitat de vegades a les classes dels cursos que tenen relació amb educació o amb comunicació. La lliçó no la vam oblidar mai. Gràcies a ella, en el fons de la nostra ànima docent s'hi va gravar aquell text meravellós de Konrad Lorenz que, en relació amb els missatges comunicatius, diu el següent:

«Dit no significa escoltat.
Escoltat no vol dir entès.

Entès no és el mateix que estar-hi d'acord.
Estar d'acord no implica fer-ho.
Fer-ho no és el mateix que mantenir-ho».

Aquell mateix any va arribar per correu una invitació curiosa. El professor Jean Philippe Assal, coordinador del Diabetes Education Study Group em convidava a un curs a l'Hospital Cantonal de Ginebra. El programa tractava sobre educació de pacients diabètics i sorprenia –santa ingenuïtat la meva– que els professors no fossin tots metges, sinó que hi haguessin mestres, pedagogs i psicòlegs. El programa preveia algunes lliçons, però estava ple de tallers, treballs en grup i discussions plenàries. També parlava de sessions amb *metaplan,* que no teníem idea de què era.

Acostumats als congressos, on en general et saltes la meitat de les sessions perquè no t'interessen, vaig pensar que una mica de turisme a Ginebra no m'aniria malament. Atès que em pagaven el quilometratge, no se'm va ocórrer una idea millor que convidar a la festa una dietista del Servei interessada en la diabetis i en l'educació de pacients. El primer dia de la reunió, a les 9:04 hores, la Rita i jo ens presentàvem a la taula de recepció. Hi havia una secretària molt formal i, sorprenentment, ni una persona fent cua. La raó era molt simple: els trenta participants estaven a l'aula, ja que s'iniciava la primera sessió.

Tothom –absolutament tothom– es va girar a mirar aquells dos espanyols que s'esquitllaven avergonyits pel fons de la sala buscant els dos únics seients lliures que quedaven.

Allò era una altra galàxia! La Rita i jo al·lucinàvem. Estaven col·locats en semicercle en tres rengleres de cadires. El que manava s'estava dret sense taula ni tarima i feia servir grans plafons on anava enganxant cartolines de colors amb textos –usualment una paraula o un verb– que li donaven els assistents. Després es mirava atentament tot aquell maremàgnum i tractava d'endreçar-lo canviant de lloc les cartolines –clavades al suro amb agulles de cap–, encerclant-les amb retoladors i fent-hi comentaris addicionals per escrit. Després va obrir un torn de participació. Qui més qui menys deia la seva, ell en prenia nota, escrivia alguna cartolina nova que afegia a les que ja hi havia. Finalment, després d'una sessió que em va semblar inacabable, va dir una cosa així com: *«Eh bien, merci a tout le monde pour vôtre extraordinaire participation. Je vais essayer, après le break, de faire une synthèse de tout ce que vous avez dit en utilisant ce metaplan. Maintenant je vous propose un café á la salle du côté».*

Amb el cafè a la mà, la Rita i jo ens miràvem consternats. No es tractaria d'una secta? Tres dies sencers així! Escapar d'allò era impossible. Si marxaves de la sala, el teu seient buit et delatava. A més, potser tenien les sortides vigilades... De tota manera, i barrila a banda, senties una veueta a cau d'orella que et deia «estigues atent, noi, perquè aquí potser hi ha bon peix». I a fe de Déu que n'hi va haver. Aquell estrany «congrés» va ésser per a mi el punt de partida d'una manera d'entendre l'exercici de la medicina molt diferent de com havia estat fins al moment. Escoltar l'Assal i poder parlar amb ell personalment va ser com la caiguda del cavall de Sant Jaume. O com l'enamorament fulgurant. Com quan creus que ja no trobaràs la dona de la teva vida, has perdut l'esperança de conèixer allò que has idealitzat llargament i... flop!, apareix de trascantó amb un somriure burleta.

El que deia aquell home sobre la dimensió psicològica i pedagògica del malalt crònic, la necessitat de posar-se al seu lloc, el rol compartit de metges i infermeres, tractar d'entendre abans de donar normes, dissenyar objectius modestos pas a pas, fer servir metodologies participatives, avaluar sistemàticament, etc. eren coses d'un immens sentit comú que jo havia intuït feia temps, però que no havia estat capaç d'expressar de forma ordenada. I, tot i que els buscava, els còmplices que trobava en aquesta filosofia –perquè seria mentida dir que no en vaig trobar– eren dels que manaven més aviat poc i, per tant, no podien ajudar-me a crear un grup amb capacitat d'exercir una certa pressió. I a més, eren persones que m'estimaven. I així, no sabies si la bona entesa era per complicitat intel·lectual o fruit de la clandestinitat afectiva. Un perfecte embolic. I aquell home que tenia al davant no m'estimava, però era còmplice. No! Era líder! Era Déu!

Ja que vaig tenir una mala entrada, tenia moltes ganes de quedar bé amb ell, així que quan es va asseure al meu davant, a l'hora de dinar, no se'm va ocórrer altra cosa que preguntar-li qui era la persona encarregada directament de l'educació de pacients al seu servei. Amb cara d'indignació em va respondre.

–*¡Moi même, monsieur!*

De relliscades com aquesta n'he fet algunes al llarg de la vida. Com tothom, m'atreviria a dir que el que té boca s'equivoca, el que no arrisca no pisca i totes aquestes coses. Ara bé, amb l'Assal –amb qui hem acabat essent amics– les he fet grosses. En recordo dues més. A Hèlsinki vaig arribar –per no mirar l'agenda– vint-i-quatre hores tard a una reunió de l'Executive Board del DESG (l'any 1995 ell n'era el president i jo el vicepresident). No cal dir que estava furiós quan em va veure. Per adobar-ho, tres anys després –amb ocasió del Congrés Mundial de Diabetis a Barcelona– vaig convidar a sopar una colla d'amics a la terrassa de casa i quan a la sortida del Palau de la Música, a quarts de dotze de la nit, va arribar ell i el doctor Pésac d'Israel –el vicepresident en aquell moment– amb la seva dona, pràcticament no quedava res per menjar, així que van marxar amb la mateixa gana de quan havien arribat. La meva dona i jo ens en vam sortir de la situació com vam poder, és a dir, malament. Quan tots havien marxat rèiem recordant aquell acudit tan antic d'un senyor ganut convidat a dinar a una casa d'aristòcrates tocats i posats, que ofereixen un menú de degustació amb porcions molt petites. La senyora de la casa, que va veure com l'home buscava les engrunes de pa a la taula, li va preguntar:

–Té més gana, senyor Vidal?

–No senyora, gràcies. Més gana no, només la mateixa –va respondre ell.

A la tornada de Ginebra no havien canviat les coses a Barcelona, però ja hi havia la llavor i, sobretot, el convenciment que en aquella galàxia no estàvem sols –encara que els nostres companys estiguessin molt lluny– i que anàvem per un camí pedregós, però un bon camí. I per sort per a nosaltres, enmig del rocam va aparèixer el gran Ignasi.

El vaig conèixer a l'Institut d'Estudis de la Salut, aleshores situat a l'avinguda de Roma, a mitjan anys vuitanta, en plena efervescència de cursos. Se'n feien de tot i per a tot. «Nosaltres» –és a dir, aquell grup de neguitosos que no estàvem satisfets amb la nostra metodologia didàctica amb els pacients– demanàvem formació pedagògica i alguna persona –vés a saber si pensant que així se'ns trauria de sobre– ens va adreçar a l'Ignasi. Força alt, prim, ros, cabell llarg, faccions agradables, maneres educades. D'aquells nois –ara potser en dirien un *metrosexual*– que agradaven a totes les dones, però sobretot a les granadetes, que es fonien només de mirar-lo.

L'Ignasi tenia una formació molt sòlida en educació sanitària –que a nosaltres ens interessava d'esquitllentes perquè ens centràvem molt més en l'educació de la població malalta, no la sana– i una imaginació i capacitat creativa extraordinàries. Amb ell vam fer infinitat de coses noves, com aprendre a definir objectius, construir una graella en educació sanitària, identificar els vincles, avaluar sistemàticament l'educació, treballar en grup, fer *rol play,* és a dir, descobrir el que era de veritat la formació integral i, el millor de tot, riure'ns de nosaltres, els metges.

Com es fàcil d'imaginar, un personatge així aixeca passions... i no totes favorables. L'odi que despertava entre els funcionaris pixatinters i mediocres de la política sanitària –portaven una camisa diferent de la dels d'ara, però per dins jo crec que no es diferenciaven en res significatiu– era notable. Me'n recordo de més d'un –m'agradaria escriure el nom però no m'atreveixo– a qui li pujava la pressió només de veure'l. Fins que, avorrit del poc ressò polític de la seva feina, se'n va anar a treballar amb Metges Sense Fronteres. L'amic Ignasi –que, malgrat la cara de bon noi, era un torracollons impenitent– va acumular a casa nostra un munt d'anècdotes. Expliquen que una vegada li van donar unes hores durant un curs per parlar de la comunicació entre professionals i pacients. Els alumnes eren un grup de metges d'hospital, poc proclius a sortir de la visió convencional biomèdica centrada més en la malaltia que en la persona malalta. En el curs del matí, l'Ignasi va tractar d'explicar-los que les distàncies –fonamentalment de creences i cultura– entre el pacient i l'entorn mèdic són molt grans i que allò que sembla d'una lògica elemental per al metge, per al pacient pot ésser totalment incomprensible. Insistia el bo de l'Ignasi que l'ambient desconegut, els instruments mèdics, les bates blanques, els llenguatges esotèrics, etc. desconcertaven enormement. Res a fer. L'auditori es tancava amb expressions del tipus «no n'hi ha per tant», «els hospitals sempre han estat iguals», «són ells –els pacients– els que s'han d'adaptar», etc. El matí va acabar malament. L'Ignasi se sentia fracassat perquè no havia aconseguit modificar l'actitud dels alumnes i considerava, amb tota la raó, que si no s'adonaven d'això difícilment aprendrien tècniques per comunicar-se millor amb els seus pacients. Els va enviar a dinar i els va citar a les quatre a la mateixa aula.

A les quatre l'aula era tancada. La gent va anar arribant i esperant a fora. Passaven els minuts i es miraven irritats els uns als altres. «Quina falta de consideració tenir-nos aquí fora drets», etc. Un quart d'hora tard va arribar l'Ignasi, seriós, sense obrir la boca. Portava una bossa a la mà. Els va fer posar tots en fila. Va obrir la porta i es va posar de tal manera que tots havien de passar per davant seu. L'aula estava totalment a les fosques. Mentre anaven passant els fregava per la cara un tap de suro fumat, de manera que tots quedaven més o menys emmascarats. Un cop dins l'aula, i a les palpentes, els metges van anar comprovant que les parets eren llises, però al mig de l'aula hi havia grans obstacles. Tots es quedaven quiets on podien. Un cop hi va entrar tothom, l'Ignasi va tancar la porta i va seguir sense dir res. Després d'uns minuts eterns en què la irritació del grup creixia per moments, va encendre la llum. L'escena era delirant. Al mig de l'aula una pila de taules i cadires i, al seu voltant, una colla d'individus amb la cara emmascarada i un posat de tres déus.

–Com us sentiu? –va preguntar l'Ignasi.

Es poden imaginar fàcilment les respostes: «indignat», «això és una presa de pèl», «ridícul», «grotesc», «estúpida pèrdua de temps», «tu què t'has pensat», etc. «Algú se sent còmode, diguem normal?», preguntà el professor. Evidentment, ningú se sentia d'aquesta manera, l'agressivitat continguda era important. «Així és exactament com se senten els malalts quan ingressen per primer cop als vostres hospitals. Ara, qui vulgui continuar treballant que es quedi i ajudi a arreglar les taules, i a qui no l'interessi seguir té la porta oberta.» Si fa vint anys Catalunya hagués tingut només mitja dotzena d'Ignasis... que diferents serien ara moltes coses.

En el món de la diabetis, l'equivalent de l'Ignasi a Europa es diu Guido Ruffino. En Guido va néixer al Piemont fa més de vuitanta anys i encara segueix fent seminaris, especialment a l'Europa del Sud. Als anys setanta feia de professor de grec i llatí en un institut de Ginebra i al vespre ensenyava a llegir a immigrants en una escola d'adults del govern suís. No sé com va començar la col·laboració amb l'Assal, però quan els vaig conèixer a tots dos la relació era molt estreta perquè en Guido era padrí del fill d'en Jean Philippe. En Guido era un professor fix als mítics seminaris de Grimentz, que es duien a terme tots els anys, al més de juny durant una setmana i on anàvem en peregrinació i recolliment gairebé religiós una colla de conversos catalans, val a dir que més infermeres, dietistes i psicòlegs que no metges.

En Guido és el nostre Sòcrates particular. Es belluga per l'aula com un actor en escena, modula la veu, gesticula quan convé, mira alternativament tothom, busca la complicitat de l'auditori amb la mirada. Rarament afirma, sinó que pregunta, suggereix en lloc d'assegurar, insinua, mai pontifica. Ras i curt, en Guido convida a pensar. Sorprenentment, els seus recursos tècnics didàctics són escassos, per no dir nuls. A l'època on qualsevol presentació en públic per informal que sigui no es concep si no és amb un Power-Point o com a mínim un retroprojector, en Guido apareix indefectiblement amb les mans a la butxaca o com a molt amb una llibreta d'espiral, on té algunes notes amb la seva lletra grossa i recta característica, que li serveix de guia.

Una de les seves últimes experiències va ser un seminari a Màlaga amb el lema «Jo i els diabètics». Amb l'ajut de la indústria farmacèutica, va convidar professionals italians, portuguesos i espanyols perquè discutíssim les nostres vivències personals en l'exercici de la professió. Cadascú parlava en la seva llengua, estava «prohibit» fer servir l'anglès. Per fer-te entendre havies d'esforçar-te a usar la comunicació no verbal i tots els trucs que se t'acudissin per fer passar el teu missatge sense utilitzar cap paraula que no fos del teu propi idioma. Un dels primers ponents era portuguès. Parlava a poc a poc, vocalitzava (les vocals portugueses són consagrades, si em permeten la irreverència), usava algun dibuix, mirava als ulls, però tot i així molta gent estava ben perduda. Als cinc minuts una italiana va explotar: *«Porca miseria, non capisco absolutamente niente!».*

Tothom va riure, però en Guido no va canviar la regla del joc. I puc assegurar que l'últim dia la comunicació era globalment força fluida i el sentiment dels participants d'absoluta eufòria, en adonar-nos que ens enteníem. Curiosament, portuguesos i catalans érem —amb força diferència sobre espanyols i italians— els que compreníem millor les altres llengües. La mostra era petita —una vintena de persones—, de manera que probablement l'explicació del fet rau en les característiques personals dels participants i no en la seva procedència geogràfica, però no puc evitar preguntar-me si no es tracta d'un privilegi –més aviat trist– dels pobles que estan colonitzats o que ho han estat al llarg de la història.

En Guido m'ha ensenyat infinitat de coses i mai no agrairé prou haver-lo conegut. Una de les més importants va ésser mostrar-me on és l'estàtua de Jean Jacques Rousseau a Ginebra i ensenyar-me que és bo anar a saludar-lo cada cop que es visita la ciutat. A mi m'agrada demanar-li a l'amic Jean Jacques que en relació amb la bogeria de la docència faci com Déu amb la meva gana: «que me la conservi però que no l'augmenti».

Amb l'Assal, en Guido, l'Ignasi i altres de qui parlaré més endavant, jo crec que vam aprendre a fer classes als pacients, tant a les entrevistes individuals o amb familiars, com a les classes de grup. Que jo sàpiga, mai més ningú no m'ha tornat a preguntar quan començava la classe dels diabètics. Tots els que ens hem aplegat al voltant de programes de formació en aquesta disciplina hem après a dissenyar i desenvolupar de manera apropiada una entrevista o una classe. El greu perill d'ara és la rutina. I és que quan una cosa et surt bé, costa molt decidir assajar noves estratègies i canviar de mètode pel plaer d'investigar. Tothom es resisteix a canviar, i els mestres no en són una excepció. Però el que és clar és que si es vol seguir progressant en pedagogia, cal dubtar de tot el que s'està fent i atrevir-se a capgirar-ho tot i tornar a començar. En tres paraules, fer d'Ignasi.

Paradoxalment, de classes a grups de pacients no n'acostumo a fer moltes, ja que la nostra estructura assistencial actual afavoreix més l'ensenyament individual que el de grup. De tota manera, de tant en tant ajuntem persones que tenen un objectiu comú –per exemple, millorar la seva habilitat en el maneig d'una bomba d'insulina– i com a mínim un cop l'any fem una sessió de tota una tarda en què es tracten diversos aspectes de la malaltia i es convida un conferenciant forà per fer la cloenda. Fer classe als «teus» pacients és una sensació extremadament confortable. Pots adreçar-te a tots els alumnes pel seu nom, saps que et tractaran amb deferència i molt rarament sortiran preguntes que no hagis pogut preveure. Res de tot això va passar a una classe –la més insòlita de les que he fet a pacients– que vaig donar a Quito, la capital d'Equador, l'any 1989. El servei d'Endocrinologia de l'hospital universitari de la ciutat m'havia convidat a fer dues conferències, una en un Congrés nacional i l'altra a la Universitat. Tot i que venia d'un periple bastant llarg i ja començava a estar cansat, estava tranquil perquè les conferències havien estat convenientment preparades i il·lustrades amb les seves corresponents diapositives, com era usual en aquella època. La sorpresa va saltar quan en el dinar de benvinguda em van ensenyar un diari de la ciutat en què s'anunciava per aquella tarda una conferència *«del eminente profesor español de Barcelona»* a l'associació de diabètics de Quito. Els organitzadors esperaven que això em complauria especialment i no entenien per quin motiu m'estava empipant com una mona. Jo els vaig comentar que allò no serviria per a res, que l'ensenyament s'ha de fer des del servei assistencial, no com una cosa afegida, que, a més, jo no coneixia els costums ni els tractaments que rebien, etc. Tot allò era veritat, però també ho era que tenia una por immensa a fer el ridícul i també pel pànic escènic. Em miraven desolats. A banda de no entendre en absolut la meva reacció, els preocupava què havien de fer amb les més de cent persones que esperaven aquell vespre. Imploraven el meu assentiment amb la mirada. Els vaig acusar de xantatge, però vaig acabar cedint a les seves pretensions.

L'aula estava en un quart pis sense ascensor. A tres mil metres d'alçada sobre el nivell del mar, això vol dir arribar a dalt esbufegant com una màquina de tren, mentre els altres, que tenen un hematòcrit deu punts més alt que el teu, et miren enriolats. Vaig entrar a l'aula. Estava plena de gent, gairebé tots de faccions índies. Es van posar drets per aplaudir-me. Déu del cel, quina tragèdia! Cada cop em sentia pitjor, volia fugir d'allà. Feia fresca, però suava sota l'americana. Feta la meva presentació per part d'algun jerarca local, els vaig dir la veritat. Els vaig assegurar que la meva classe els serviria de molt poc, en tot cas, molt menys que la que els donés un metge o una infermera del seu centre que coneixia molt millor quines eren les seves necessitats... Però de sobte, se'm va encendre la llumeta. El que havia de fer era guardar a la butxaca el guió que havia engiponat a cuita corrents una estona abans i, agafant el guix, escriure a la pissarra les coses que ells em diguessin que els interessava més saber. Els ho vaig explicar i els vaig demanar que m'ajudessin. S'esperaven qualsevol cosa menys aquesta. Es van produir uns segons de silenci eterns durant els quals vaig sentir el batec, encara accelerat, del meu cor. Per fi i per sort, es van començar a aixecar mans. Una, dues, tres, salvat!

La llista creixia ràpidament. Als deu minuts vaig dir que ja en tenia prou, vaig agrupar les preguntes i vaig començar a respondre-les, procurant que tot plegat tingués un fil més o menys lògic. Suposo que devien pensar que d'«eminent professor», més aviat poc. Com passa moltes vegades, el que més pregunta és el que menys ho necessita, i sovint ja sap la resposta, però li agrada confirmar els seus coneixements. La classe no passarà a la història de la pedagogia, però jo vaig salvar els mobles i vaig anar a sopar amb bona gana i totalment alliberat.

La tesi

Amb força tossuderia i no poques enrabiades amb els poders establerts, però també amb el ferm convenciment que el corrent històric anava a favor nostre, l'ensenyament als pacients diabètics es va anar assentant progressivament en les activitats dels serveis hospitalaris en el curs de la dècada dels vuitanta, sobretot durant la seva segona meitat. I molt poc després ho faria en l'àmbit de l'assistència primària, on segons molta gent és el lloc que li correspon per naturalesa (a mi, personalment em sembla una distinció perversa, ja que és la mateixa medicina la que es fa a l'hospital que al centre d'assistència primària i, per tant, hem de considerar que la pedagogia mèdica s'ha d'exercir igualment en els dos nivells).

L'educació de pacients està actualment incorporada en les activitats assistencials de gairebé tots els centres que tracten diabètics –i pacients crònics en general– a Catalunya i a tota Espanya. És cert que hi ha deficiències i que molt sovint un fullet o un llibret substitueix una bona classe, en lloc de complementar-la, que és el que hauria de fer. També és veritat que l'activitat encara està presidida per la bona voluntat i no sempre la professionalitat hi és present. També caldrà reconèixer que en alguns llocs el grau d'integrisme (abans en deien infermeres soviètiques, després en van dir talibaneses) d'alguns professionals està molt lluny de la liberalitat que s'exigeix per fer bé aquesta feina. I, finalment, cal acceptar que la major part de la responsabilitat recau en els professionals d'infermeria, mentre que la implicació dels metges és baixa, els quals addueixen que «les infermeres ho fan millor», el que sens dubte és en general cert. El risc és que —si no hi ha una bona comunicació— es poden produir contradiccions entre la ciència (el metge) i la cura (la infermera). Però la funció d'aquest llibre no és arreglar la sanitat del país, que per això ja tenim polítics i polítiques il·lustres, de manera que farem un *dribbling* sec al discurs i explicarem algunes tafaneries de la meva tesi doctoral, després de recordar que —perquè si no, rebento— tenir la tesi és una condició absolutament necessària per a la carrera acadèmica, però que de cap manera és una condició suficient. Efectivament, en falten d'altres que curiosament i contra allò que la ingenuïtat del lector pugui fer-li creure, no són ni la capacitat docent ni els coneixements sobre la matèria, sinó fonamentalment haver publicat articles científics —com més propers a la recerca bàsica, millor— i caure en gràcia a les persones apropiades.

Umberto Eco té un llibret titulat *Com es fa una tesi?*, actualment exhaurit, i comença amb una frase meravellosa quan afirma que la tesi ha d'ésser com el porc, és a dir, que s'ha d'aprofitar tot. Dóna consells força interessants, però malauradament no els vaig poder aprofitar gaire perquè el llibre va caure a les meves mans quan ja tenia la feina molt avançada. Tres idees em van quedar, la primera la del porc, és a dir, que no hi havia d'haver farciment: més val poc i consistent que omplir pàgines amb fullaraca. La segona, que havia d'explicar no només fets i conclusions fredes, «científiques», sinó reflexions i interpretacions personals, és a dir, que –segons Eco– els escriptors de tesi han d'ésser com els no-vel·listes, precisen un mínim d'experiència personal per tenir co-ses a dir i no parlar per boca d'altres. Això ja m'anava bé perquè als meus trenta-nou anys jo era com aquells nens que per raons de malaltia (o per qualsevol altre motiu) fan la comunió amb més edat que els seus companys i són uns ganàpies amb pèls a les ca-mes, mentre els altres semblen sortits del parvulari. Actualment la tesi es llegeix poc després d'acabar la residència de medicina, és a dir, amb cinc o sis anys de llicenciatura, entre d'altres coses per-què és un mèrit molt important per aconseguir una plaça de met-ge adjunt. Quan jo la vaig llegir feia deu anys que era cap de Sec-ció, circumstància que ara seria totalment aberrant. I la tercera i la més important, que escrivint la tesi t'ho havies de passar bé, ha-vies de xalar. I aquesta idea m'agradava molt perquè l'any 1986, quan em vaig posar a escriure, se'm començava a fer evident que al cap i a la fi, de la tesi no en trauria res més que la satisfacció per-sonal, com així ha estat realment.

La meva tesi era molt modesta, científicament parlant, fins i tot justeta. Però amb ella em passava el mateix que el que succeeix amb un alumne que no és intel·lectualment brillant, però que te l'estimes tant o més que els altres per tot el que t'ha costat de fer-lo progressar i, principalment, perquè és bo.

La tesi era un treball retrospectiu que revisava diferents aspectes de la petita història dels nostres esforços en educació de pacients dels últims cinc anys, des de la comparació de diferents mètodes educa-tius, passant per l'avaluació i acabant amb un estudi psicològic de com el meu propi grup entomava la responsabilitat d'educar pa-cients. El que tenia de bo la tesi era el fet d'ésser un tema original. *El paper de l'educació de pacients en l'atenció mèdica diabetològica* era un títol absolutament insòlit dins d'una llista de temes exclusivament biològics –ni tan sols clínics convencionals–, que és en allò que s'han convertit de fa molts anys les tesis de medicina.

Quan la vaig tenir enllestida i ja estava en condicions de constituir el tribunal que l'havia de jutjar, vaig telefonar al professor Rozman per demanar-li si volia presidir-lo. Es va quedar una mica sorprès pel fet que encara no tingués el títol de doctor. Quan li vaig dir de què anava, després d'haver-li de repetir dos cops, va dir-me:

–Ja saps que jo t'aprecio molt, Dani, de manera que no voldria fer-te passar una mala estona quan la presentis. Abans de dir-te que accepto, fes-me-la arribar i la llegiré. Si em sembla que està bé et diré que sí, si crec que no és una bona tesi, et donaré una excusa per no formar part del tribunal.

Un cop més, gràcies, Ciril Rozman, per tractar-me tan bé.

El dia de la lectura estava nerviós com un flam. La presentació estava molt ben estructurada –havia après força sobre això, i l'Ignasi em va donar bons consells per aquesta ocasió– i fins i tot tenia previst posar algun fragment de música (m'agradaria recordar quina va ésser, però sóc incapaç). A més, l'amic Antoni Moya d'Imatge Mèdica m'havia preparat unes seqüències de vídeo per il·lustrar com eren les classes a pacients i també per ensenyar una mica el material didàctic que, amb més bona voluntat que encert, havíem produït. Però malgrat tota aquesta parafernàlia, jo m'estava en un racó de l'aula, encarcarat com un rave, amb la mà dreta a la butxaca, parlant amb veu plana, incapaç de gesticular o bellugar-me i amb la sensació de tenir el cor a la boca.

El peix era fresc, la panera estava ben endreçada, la parada estava neta i ben il·luminada, però la peixatera no era gens convincent i corria el risc de no vendre'l bé. Sortosament els meus clients eren molt fidels i, tot i el meu indiscutible mal dia, me'l van comprar tot. Un cop feta l'exposició de quaranta minuts, i després dels deu minuts reglamentaris de deliberacions a porta tancada, em van donar un *cum laude* per unanimitat que va emocionar-me. Un regal suplementari quan va acabar l'acte, me'l va fer el catedràtic de Psiquiatria, el professor Ballús, que va dir-me:

—És la primera vegada que no m'avorreixo en un tribunal de tesi i, a més, he sentit uns minuts de bona música. Moltes gràcies, sobretot perquè no crec que em torni a passar mai més.

Probablement tenia raó. Ben poques persones a la Facultat de Medicina creien fa vint anys i segueixen creient ara que en una conferència la forma és tan important com el fons. I que un conferenciant –que no ha d'oblidar que tindrà el privilegi i la responsabilitat de retenir l'atenció de tot un auditori molts minuts– té el deure de fer la seva presentació agradable, a més de dir coses de qualitat, és clar.

L'any 1969 va ésser un gran any. Al juny aprovava dotze de les tretze assignatures que tenien el cinquè i el sisè curs de Medicina –que vaig fer en un any– i al setembre la que se'm va resistir, una maleïda Quirúrgica III. Amb la llicenciatura a la mà, abordava dues qüestions fonamentals per tot el que quedava d'any, no fer emprenyar els militars espanyols i casar-me. Això últim va ser fàcil el 20 de desembre, després d'algunes petites negociacions que ara no vénen al cas, però la qüestió de la mili era més complicada.

Els universitaris teníem el suposat privilegi de fer milícies, que consistien en campaments d'uns tres mesos durant tres anys seguits, aprofitant les vacances dels cursos acadèmics. Per accedir-hi, s'havien de passar unes proves físiques i, naturalment, no tenir cap antecedent de desafecció al règim polític de l'època, és a dir, al franquisme. És possible que amb molt d'esforç les proves físiques les hagués superat, però el sentit comú em deia que no valia la pena intentar-ho, perquè –tot i no haver estat un revolucionari destacat– els càrrecs que havia exercit dins el Sindicat Democràtic em conferien mèrits suficients perquè no em volguessin a milícies.

El 22 de setembre em van convocar a la Caixa de Reclutament de Barcelona per anar a fer la mili, concretament al campament de Sant Climent Sescebes, a l'Alt Empordà. Ens van posar en una llarga fila, ja que ens havien de donar el «petate», i mentre fèiem cua, un senyor vestit de militar anava passant per cadascú de nosaltres mentre preguntava alguna cosa que els altres no podíem sentir i parava l'orella. Després, o els donava una empenta i els tornava a la fila, o bé els separava de la resta. Tot això amb cara de pomes agres. Finalment em va tocar a mi. La pregunta clau era:

—*¿Tiene algo que alegar que en su día no lo hubiera hecho?*

I va parar l'orella, enganxat a mi. Em tremolaven les cames i la veu devia d'ésser com un fil de no res, però em va entendre!

—*¿Dice que ha tenido un ataque epiléptico hace un mes?*

—*Sí, señor.*

—*Póngase con estos tres reclutas y luego les daré instrucciones.*

Em sentia els batecs del cor a la boca, em preguntava per què cony m'havia ficat en aquest embolic, agafava ben fort el meu electroencefalograma i em sembla que fins i tot resava. Vint minuts més tard, mentre els de la fila ja havien marxat no sé on, jo entrava al despatx del metge capità.

—*¿Y a usted, qué le pasa?*

—*Tengo epilepsia.*

—*¿No será médico?*

—*Sí, señor...*

—*¡Vaya hombre, otro médico epiléptico! Tenemos epidemia hoy. Vale, vale, tenga este volante y preséntese mañana a las nueve en el Hospital Militar.*

I me'n vaig anar cap a casa a dinar, mentre al gruix dels reclutes els donaven les instruccions pertinents per agafar el tren aquella mateixa tarda.

A taula, el meu pare no em va dirigir la paraula. I no perquè li semblés malament el que jo feia, sinó perquè la seva por als militars era total, absoluta —era de la «lleva del biberó», havia passat per un camp de concentració dels «nacionals» i havia fet la mili a l'Àfrica— i el pobre home estava bloquejat i espantosament angoixat només de pensar en allò que em podia passar.

L'endemà al matí, l'entrada a l'Hospital Militar va ser un tràmit fàcil. Em van ingressar a Neuropsiquiatria, una sala neta i espaiosa, d'una vintena de llits, dels quals més de la meitat estaven buits. Els altres estaven ocupats per nois vestits de civil i que feien la mateixa pinta que jo de gaudir d'una salut esplèndida. El primer atac de pànic —després en patiria d'altres durant aquells dies— va venir quan em vaig adonar que dels meus companys de sala, tots menys dos eren coneguts de la Facultat. Es comprenia l'exclamació del metge capità de la Caixa de Reclutament. Els dos que no coneixia eren un forner —que va patir un atac epilèptic durant la seva estada que vam atendre com vam poder els meus companys i jo— i el que anys després seria un excel·lent professor de Filosofia de la Universitat de Barcelona, en Ramon P. A.

Si no hagués estat per la por, l'ambient a l'hospital era força agradable, en tot cas, no era gens militar. Hi havia uns jardins espaiosos per passejar i llegir, s'hi menjava molt (els àpats tenien cinc plats) i bé, i les monges —que eren indubtablement les que manaven— ho tenien tot molt ben endreçat. N'hi havia una que ens feia cantar cada dia al vespre abans de sopar, assajant per a la missa de diumenge. De les diferents cançons, una es va convertir en el nostre lema. Deia així: «*¡Qué alegría cuando me dijeron vamos a la casa del Señor, ya están pisando nuestros pies tus umbrales Jerusalén!*». Encara ara, quan em llevo content al matí la canto als meus néts

–abans ho feia als meus fills– que em miren com si l'avi s'hagués begut l'enteniment.

L'associació entre estudiar Medicina i tenir epilèpsia era clàssica a Catalunya l'últim terç del segle XX i de fet va durar fins que el servei militar va deixar d'ésser obligatori. Aquesta curiosa associació estadística ha estat motiu de diverses recerques epidemiològiques i encara ara les raons no estan del tot clares, ja que els experts no es posen totalment d'acord. Malgrat tot, una de les hipòtesis més plausibles és que els estudiants de Medicina, d'una banda, no són especialment partidaris d'agafar fusells i d'altra que, neuròtics de mena com són, sempre s'estan fent proves. I resulta que un percentatge no menyspreable de la població general té alteracions electroencefalogràfiques, a vegades perfectament compatibles amb diagnòstics de *petit mal* o fins i tot *grand mal* (són variants de la malaltia) com era el meu cas. Per tant, si un era l'afortunat posseïdor d'una alteració en el traçat d'aquestes característiques, d'allò que es tractava era de referir una història clínica que fos compatible, bàsicament crisis majors amb convulsions, pèrdua d'esfínters, mossegada de llengua, etc., o bé absències repetides.

Tot això sembla fàcil però no ho era tant. El metge tinent coronel responsable de la neuropsiquiatria de l'hospital –que era qui en últim terme havia de fer la proposta d'inutilitat al Tribunal Mèdic– es deia Ruiz de Ogara i la seva mirada ja era capaç de provocar pèrdua d'esfínters. Tractar d'explicar-li que mesos enrere havia tingut un parell de crisis i que estava en tractament amb tres comprimits diaris de Neosidantoina era un esplèndid exercici d'embarbussament, que s'acabava de cop quan l'home –sense aixecar la mirada dels papers que tenia al davant– em va dir:

–Bueno, veremos.

Perquè estava clar que l'electroencefalograma que duia no valia, i que calia que me'l repetissin ells. I aleshores començava una mena de compte enrere molt angoixant perquè per a nosaltres era fonamental saber quan la monja et cridaria per fer-te'l, per així tractar de potenciar les alteracions elèctriques a base de no dormir, beure alcohol, prendre amfetamines, etc. Qui més qui menys duia alguna centramina Miquel a la butxaca, i els més agosarats, com l'Albert, duien ginebra dins l'ampolla de colònia.

Amb absoluta desesperació per part meva, un diumenge acabat de despertar de la migdiada, sor Engracia em va cridar des del mig del passadís:

–Usted, el de la cama 12, venga que le haré el electro.

Tret d'una lleu i dissimulada hiperventilació durant la prova, no disposava de cap més recurs per tractar d'augmentar la irritabilitat de les meves neurones cerebrals. Però els déus –que amb algunes excepcions lamentables, també son antimilitaristes– es devien apiadar de mi, perquè pocs dies després el tinent coronel metge va omplir un formulari per al tribunal mèdic amb una proposta al meu nom de *inútil todo servicio*. I amb tres setmanes mal comptades, ja tenia la mili al sarró. No cal dir que vaig escoltar la sentència del tribunal amb cara de circumstàncies i que el paper que em van donar en sortir fa companyia a la papereta d'examen de primer de medicina firmada pels *jazzmen* del Jamboree de la plaça Reial.

El lector té tot el dret de demanar-me què tenen a veure aquestes aventures amb el títol del llibre, però si m'ho permet i te la paciència de seguir llegint-me, tractaré d'explicar-li. Aquesta història de l'Hospital Militar va ésser fonamentalment un exercici d'aprenentatge, en què –amb una notable dosi de gosadia, cal reconèixer-ho– es va confirmar la sentència d'un amic nostre que des de feia temps assegurava a qui volia escoltar-lo que «el que fa la mili és perquè vol». El repte era que la malaltia que s'expliqués fos creïble i que, si les coses anaven per mal borràs, fos una paraula contra una altra; per tant, mai s'havien de presentar proves falses, perquè ésser un simulador era positivament un delicte i, a més, a ningú li agrada que l'enganyin... i tampoc als militars.

La clau perquè les coses anessin bé eren, d'una banda, tenir una història clínica ben treballada i, de l'altra, aportar proves pròpies convenientment amanides (per exemple, prenent alguna substància abans de l'anàlisi, no estant en dejú, etc.), les quals –i això era fonamental– o bé no les podien repetir a l'Hospital Militar (els recursos diagnòstics que tenien eren força limitats) o bé, si ho feien, s'havien de poder tornar a alterar fàcilment. Entrar en detalls tècnics seria avorrit, però durant alguns anys una bona colla d'amics i coneguts es va beneficiar de les recomanacions d'algunes persones «expertes» com jo, que ens vam especialitzar en la divertida activitat d'aconseguir declaracions d'inutilitat per a l'exèrcit espanyol amb diagnòstics tan variats com diabetis, malaltia d'Addison, malaltia de Bassedow, hipotiroïdisme, hiperparatiroïdisme i, naturalment, algun altre cas d'epilèpsia genuïna. Confesso que mai no he tingut alumnes tan afamats de coneixements. En poques sessions, absolutament tots –arquitectes, enginyers, futurs editors, meritoris de la Caixa i algun dropo (perquè hi havia de tot en aquesta galeria de personatges)– eren capaços d'explicar una història clínica absolutament convincent, conèixer totes les proves mèdiques i també com modificar-les, sempre que es pogués. En aquestes «classes» l'empatia, és a dir, la capacitat de posar-se al seu lloc, del professor cap a l'alumne era absoluta. És evident que ningú millor que jo podia entendre la por dels meus estudiants davant de «l'examen oral», ja que en aquest examen s'ho jugaven tot a una carta, perquè no hi havia repesca al setembre.

La meva immensa satisfacció com a mestre és que tots, absolutament tots, –i no n'hi va haver menys d'una dotzena– van passar l'examen, és a dir, que van ésser declarats inútils totals. S'ha de dir que en els últims casos, estàvem (parlo en plural perquè, un cop alliberats, alguns exreclutes se sumaven al comitè) tan convençuts que ho aconseguiríem que, com en el circ, ens feia il·lusió experimentar amb allò «més difícil encara», és a dir, a les discussions preliminars ens agradava inventar-nos diagnòstics cada dia més estranys. El pobre candidat ens mirava consternat i preguntava:

–Voleu dir que amb una cosa més senzilleta no n'hi hauria prou?

Crec que poques coses com aquesta m'han fet xalar tant a la vida, així que espero que si algun militar llegeix aquest llibre s'ho prengui amb bon humor. Tot i que el primer supòsit és poc probable –és a dir, que en tingui–, és més possible que el segon –que llegeixi llibres com aquest–. Així, penso que puc estar raonablement tranquil.

LES CLASSES ALS ESTUDIANTS DE MEDICINA

Des del 1979 i fins al 1990, en qualitat de professor associat al Departament de Medicina, vaig donar classes d'Endocrinologia, la meva especialitat, però durant els últims anys només foren sobre la diabetis, les quals explicava amb alguna col·laboració puntual i desinteressada d'alguns companys. L'any acadèmic estava format per unes setanta o vuitanta hores de classe pròpiament dita, les quals es concentraven en dos o tres mesos com a màxim. En relació amb el sou, es pot dir que la feina estava molt ben pagada, ja que per les hores fetes cobrava uns tres mil euros l'any (1990).

De les tres feines que se suposa ha de fer un metge d'hospital –assistència, docència i investigació–, la docència és la que generalment agrada menys. La joia de la corona és, sens dubte, la investigació, pels motius ja explicats al capítol de la tesi. Efectivament, la recerca és l'única activitat de les tres que, a més de fer créixer la vanitat, engreixa el *currículum vitae*, ja que permet obrir portes a feines de més responsabilitat i més ben pagades. La feina feta en el camp de l'assistència o de l'ensenyament és del tot irrellevant i no serveix per millorar el contracte d'un metge en un hospital públic; per aquest motiu des de fa molts anys ningú la posa en el currículum.

Solament compta quants treballs s'han escrit i, sobre tot, a quina revista s'han publicat. És a dir, es mesura la capacitat per fer de metge –que no s'oblidi, vol dir curar malalts, i és pel que li paguen– mitjançant la qualitat de la seva investigació. Seria com si per contractar un jugador de futbol el mànager de l'equip es fixés més en els seus coneixements sobre la teoria del futbol que en la seva capacitat per driblar o en la potència del seu xut.

L'assistència va en segon lloc, a una distància notable de la recerca. L'expressió «anar a galeres» fent referència a anar a fer el dispensari era usual a la meva època. Efectivament, el pacient de dispensari sol ser científicament poc atractiu –a diferència del que està ingressat–; el que explica sovint és molt semblant a allò que expliquen altres i, per més inri, en moltes especialitats com la nostra no es cura, és a dir, que mai se li pot donar l'alta. O sigui, que la feina pot ser certament monòtona i si a més no té el plaer acadèmic del diagnòstic d'entitats noves, es pot arribar a fer molt feixuga per a unes persones que han estat fonamentalment formades en la medicina aguda (la paradoxa és extraordinària perquè el 90 % de les persones que consulten el metge ho fan per problemes crònics). El contrapunt a tot això és que atendre els malalts és, en darrer terme, la responsabilitat del metge, i –li agradi més o menys– s'hi ha d'encarar per un indiscutible sentit del deure i perquè existeix la possibilitat –certament baixa si hem d'ésser honestos– de rebre alguna reclamació si no ho fa a gust del client.

La docència és sens dubte la ventafocs del tercet. Si es fa bé, es guanyarà l'afecte i la gratitud dels estudiants; si es fa de forma rutinària o malament, ningú se n'assabentarà. En el límit de la paradoxa, allò que es valora en el currículum és el fet d'ésser professor (titular, adjunt, etc.), no la quantitat de classes fetes i no diguem haver-les fet bé o malament, a gust o a disgust dels alumnes. Si anar a fer dispensari era anar a les galeres, anar a classe era anar a aguantar una colla de c... Exagero? Probablement una mica, no excessivament.

És ben cert que de forma espontània ensenyem de la manera en què hem estat ensenyats. Per tant, deixat a la seva evolució espontània, el que el metge clínic farà a l'hora de donar classes serà repassar bé la malaltia que ha d'explicar, fer-se'n un esquema en un parell de quartilles, cercar les millors imatges per al cas i, amb l'ajut d'un projector, abans, o d'un ordinador amb canó de vídeo, ara, mostrar-les als alumnes. D'altra banda, els alumnes, que són examinats per la persona que dóna la classe, prenen apunts sense aixecar el cap del paper, ja que si miren una imatge no poden escriure, de manera que perden el fil conductor. Sembla aquest patró exagerat? Més endavant comprovarem que no ho és, amb algun testimoni esfereïdor.

En aquesta línia d'ensenyament –l'eficàcia de la qual és qüestionable, però d'això no en parlarem ara– el bon docent és aquell que quan comença la classe dóna l'esquema de la lliçó del dia, parla pausadament per permetre prendre apunts, calla quan mostra imatges, repeteix els punts més importants del tema, fa un resum final d'allò més significatiu, vocalitza bé, modula la veu, estructura bé el contingut de les explicacions, abasta amb la mirada tot l'auditori (i no es dirigeix només a la primera fila), etc. I per obtenir la matrícula d'honor, només faria falta que es presenti com a professor el primer dia de classe i sigui puntual quan comenci i finalitzi la sessió.

A finals dels anys setanta i inicis dels vuitanta, intentava, com a professor, fer tot l'exposat anteriorment quan donava la classe, i tenia la sensació que agradava força a la parròquia. No havia tingut un mestre que m'ensenyés a ensenyar, de manera que feia allò que intuïtivament em semblava millor, però també copiava allò que havia vist fer a les persones que considerava els meus millors mestres. No podia portar malalts a classe —com feia el professor Máximo Soriano quan jo era estudiant— però sí podia llegir una història clínica i demanar l'opinió dels alumnes, convidant-los a participar, probablement, per primera vegada a la carrera. El dia que em vaig decidir a començar a fer això va ésser un desastre, perquè els alumnes no obrien la boca, tots miraven a terra o a la finestra, suposo que per por que la seva mirada es creués amb la meva. L'endemà em vaig trobar les primeres files buides, però aquell dia em va salvar la columna d'en Josep Maria Espinàs publicada al diari *Avui*. Seguint Horaci, l'autor feia una reflexió excel·lent sobre la importància d'equivocar-se perquè, com deia, «sense la possibilitat de l'error no existeix la satisfacció de l'encert». Així que vaig començar la classe llegint el diari. No sé què va ésser, si el text o la meva ingenuïtat, però el fet és que primer tímidament i després de forma oberta, nois i noies van començar a opinar si aquell pacient precisava o no insulina i a donar arguments a favor i en contra; no obstant això, el millor és que van fer-se preguntes en veu alta. Vaig sortir de l'aula estarrufat com un gall dindi.

Per aquesta mateixa època, la Facultat de Medicina tenia establerts cinc grups a cinquè de Medicina, un d'ells era en català i els altres en castellà. La Constitució ja estava aprovada i l'Estatut ho acabava d'ésser, de manera que em semblava absolutament obvi que a partir d'aquell moment tots els grups podien ésser perfectament en català, ja que estava ben establert el dret de cada ciutadà a expressar-se en la llengua que volgués.

Jo sabia que posar-se a parlar en català en un grup que es deia «de castellà» i que havia rebut l'ensenyament en aquest idioma des del primer dia no seria una feina fàcil, per aquesta raó vaig intentar preveure quines podien ésser les reaccions, així com fins a on estava disposat a arribar. Dilluns, quan començaven les meves classes, vaig deixar les pors i em vaig dir a mi mateix que el món no és dels covards, i amb una taquicàrdia de tres déus, vaig engegar a parlar.

«Bon dia a tothom, el meu nom és Figuerola i seré el vostre professor d'Endocrinologia cada dia de 12 a 13 hores durant les properes sis setmanes. El meu objectiu amb vosaltres és que aprengueu les entitats clíniques més rellevants i que intentem entre tots veure *persones amb malalties,* no malalties en abstracte. Per aconseguir això he pensat fer [...]. Finalment vull dir-vos que m'agradaria molt que les classes fossin interactives, així que estaré encantat que m'interrompeu sempre que sigui necessari. Vol fer algú de vosaltres alguna pregunta o comentari?»

Enmig d'un silenci insòlit en una aula universitària –segur que escoltaven el batec del meu cor–, va dir un noi:

–*Doctor, probablemente usted no sabe que este grupo es de castellano...*

–Sí, ho sé. Però jo faré la classe en català. Parlaré a poc a poc, faré tots els aclariments que em demaneu. Si algú de vosaltres és estranger i no entén res de català ens podem trobar quan acabi la classe i intentarem trobar solucions a això.

Ara sí que hi va haver soroll. Els murmuris no em deixaven començar però ningú se'm tornava a dirigir personalment, de manera que al cap d'una estona vaig poder començar a parlar i a fer la meva classe, que no devia ésser brillant perquè la tensió era manifesta.

Aquesta escena es va repetir en un altre grup (jo feia dos grups, el grup de català i dos de castellà, mentre que l'altre professor en feia dos de castellà). En aquest grup, les protestes per fer la classe en castellà van ésser més potents, ja que alguns d'ells em van dir que no tenia dret a canviar la llengua. Com que me l'esperava, vaig respondre ràpid:

–Mireu, jo he vingut aquí a ensenyar Endocrinologia i no a discutir la política lingüística de la Generalitat, de manera que si em deixeu faré la classe i si voleu discutir altres coses, ho farem en acabar.

Tres o quatre alumnes se'n van anar d'una de les aules. De l'altre crec que recordar que cap. A la segona aula –en forma d'amfiteatre, situada a la Clínica Mèdica B– mentre jo feia la meva dissertació, un individu amb cara inexpressiva de jugador de pòquer m'observava atentament des de l'última fila amb els braços plegats damunt del pit. Tot i que la seva estampa no era amenaçadora, sinó més aviat neutra, jo m'imaginava un final de festa calent, ja que mai havia vist un alumne que no prengués apunts a classe. Absolutament insòlit.

La classe va acabar, vaig recollir parsimoniosament els papers i em vaig disposar a pagar la penitència de la meva tossuderia po-lítica, al mateix temps que maleïa la tebior del deganat que im-mediatament després d'aprovat l'Estatut havia d'haver canviat aquesta vergonyosa normativa de quatre grups de castellà per un de català.

Traspassada la porta de l'aula em van envoltar una dotzena mal comptada d'alumnes. La seva argumentació no havia canviat. La norma és la norma i jo no tenia dret a transgredir-la (quan escric això –setembre del 2005– penso que és la mateixa actitud dels anomenats «constitucionalistes» davant del projecte de nou Estatut). Vaig indagar si havia algun estranger i em van assenyalar un noi que es mantenia allunyat fora del cercle. Déu del cel! El dels braços creuats de l'última fila. Li vaig fer senyal d'acostar-se i em va dir que no, que després parlaria amb mi, i es va mantenir exactament al mateix lloc, deixant clar que no li interessava la conversa que tenia amb els que m'encerclaven. El diàleg amb aquests es va animar de sobte quan vaig veure que entre ells es començaven a discutir. Vaig endevinar que hi havia uns quants elements dins d'aquest cercle que retreien als altres la seva queixa. Resultava que els queixosos comprenien perfectament el català —¡tots ells eren nascuts aquí!— i que la postura era clarament política... com la meva, és clar. Vaig ser ràpid en la resposta i vaig tenir molta sort:

—No us amoïneu. Els que no m'enteneu en català us espero de 2 a 3 de la tarda a l'aula del servei d'Endocrinologia. Us repetiré la classe en castellà.

El cercle es va desfer —o, més ben dit, jo vaig sortir-ne— mentre els alumnes continuaven discutint. Però em quedava l'enigmàtic individu dels braços creuats. Se'm va acostar. Era de pell fosca i ulls blaus. Em va comentar, en un castellà deficient, que era libanès i que només portava tres mesos a Barcelona. Volia saber quin llibre necessitava per estudiar per a l'examen. Vaig tenir ganes d'abraçar-lo.

—Però, com és que no has marxat de l'aula com els altres en lloc de quedar-te tota una hora mirant-me fixament?

—*Porque usted pensado habría que yo ser como ellos. Y no ser verdad. Usted no cambiar a castellano. En mi país, problema parecido. Yo estar de acuerdo con usted.*

Ens vam acomiadar amb la meva recomanació del llibre que necessitava per estudiar. Quan vaig arribar a l'aula del servei a les dues del migdia... No hi havia ningú! Primera partida guanyada.

Dos dies després, em va venir a veure un dels que manaven a la Facultat, militant de Convergència. Em va traslladar la queixa dels alumnes ja que, com havia previst, l'havien anat a veure.

—Ja t'han dit que els he ofert una classe particular a les dues del migdia per a les persones que no entenen el català?

Evidentment, no havien dit res.

—Home, això ara és diferent. Igualment, intenta pactar-ho amb els alumnes, que no ens acusin de segregar-los, que no facin una bandera d'això.

Se'm va ocórrer dir-li que els tipus estrictes amb la llengua com jo, els hi fèiem la feina bruta als de Convergència i els permetíem jugar el paper de moderats i pactistes. Murri com era, em va somriure i se'n va anar sense dir res.

Per tant, vaig normalitzar l'ús del català, vaig introduir la discussió d'històries clíniques i més endavant vaig introduir els professors convidats a les classes —entre ells, una infermera— per parlar de l'educació de pacients. Tot i que algunes persones es van sorprendre pel fet que convidés una infermera, també ho van fer amb una metgessa del Departament de Sanitat quan els va parlar d'epidemiologia. Contràriament, una altra metgessa lleidatana els va fascinar amb un joc de transparències amb tot el que explicava sobre el procés immunològic de lesió cel·lular a la diabetis. S'ha de dir que en tot moment eren classes relativament formals, que havien de seguir el temari establert i, per descomptat, tenir el compromís amb els alumnes que no entraria res a l'examen que no s'hagués explicat a classe.

I en aquest ambient de tranquil·litat es va produir una combinació estel·lar entre l'Ignasi –amb el seu curs de cent seixanta hores de perfeccionament en Educació Sanitària l'any 1986– i en Ciril Rozman, qui en una reunió extraordinària de professors del Departament de Medicina es va despenjar amb la seva proposta d'ensenyament per blocs, fet que significa centrar-la exclusivament i durant unes quantes setmanes seguides en una especialitat (digestiu, respiratori, hematologia...) des de la vessant mèdica i quirúrgica alhora. Ens va explicar l'experiència de la Universitat de Mäastrich, també es va parlar de Piaget i de Montessori, de l'ensenyament actiu, de la necessitat que l'estudiant descobreixi, que cal despertar-li la curiositat molt més que de donar-li el coneixement, entre d'altres coses. Totes aquestes coses semblaven elementals en un jardí d'infància però en aquella aula sonaven a música dodecafònica tocada amb instruments desafinats. En Rozman parlava entusiasmat, els pilotes del primer rengle assentien amb murmuris d'aprovació, mentre la resta feia cara de tenir ganes que acabés ja. Jo estava estupefacte, gairebé m'aguantava la respiració. Ara o mai! I va ésser ara. Del 1987 al 1990 van ésser els quatre anys més divertits de la meva vida com a docent d'estudiants de medicina.

Em van donar un bloc de vint hores per treballar la diabetis, és a dir, de dilluns a divendres des de les 8 a les 12 del matí. La distribució del temps la feia jo, així com el mètode que fes servir, això sí, seguint les directrius per escrit d'en Rozman. Per tant, es tractava de posar en pràctica tot el que havia après al curs de l'Ignasi: definir la finalitat i els objectius del curs; comprovar que els objectius eren precisos, concisos, pertinents i avaluables; fer servir una metodologia bidireccional, assegurant la participació de l'alumne; desenvolupar i triar les activitats més apropiades per aconseguir els objectius plantejats; avaluar els resultats i el procés, és a dir, avaluar, si es produïa, l'augment de coneixement dels alumnes i mesurar el seu grau de satisfacció amb una enquesta anònima, en què opinessin sobre el contingut i el mètode de les classes, la capacitat docent del professor, la bibliografia rebuda, etc.

I tot això en poc més de dues setmanes, perquè estàvem a mitjan setembre i les classes començaven a primers d'octubre.

Vaig tractar d'explicar al meu professor titular –jo era un simple assistent– tot el meu projecte, però l'home no n'entenia res, encara que he de reconèixer que no m'hi va posar obstacles... de moment. Vaig començar a estudiar el territori. El meu primer grup era una aula mal ventilada, calorosa i sòrdida –gairebé com totes en aquella època– coneguda com la de la capella, perquè era l'antiga gran capella de l'hospital. El bidell –que n'havia vist de tots colors però potser no gaires com la d'aquell dia– em va ajudar a empaperar amb paper d'embalar totes les parets sense finestres, que sortosament eren tres de les quatre. A la paret més llarga –ben bé sis metres– vaig escriure amb lletres grans: «Què és la diabetis?» I vam tancar l'aula.

La nit de diumenge a dilluns vaig dormir fatal. A les 7 del matí ja era a la Facultat amb una maleta plena de cartolines de colors i de retoladors. Vaig revisar les meves notes mentre imaginava com seria aquella sessió i esperava els alumnes. A tres quarts de vuit entrava la primera alumna. Quan em va veure, va dubtar. On s'ha vist a la Facultat que el professor arribi abans que els alumnes? Li vaig dir que tot estava bé, que es podia quedar. I va anar venint personal fins arribar a una cinquantena. Observaven la paret amb estupor, es miraven entre ells, s'arronsaven d'espatlles.

Em vaig presentar. Amb un parell de transparències, els vaig explicar que desenvoluparíem el programa de diabetis en cinc dies, responent les preguntes següents:

–*Primer dia.* Què és la diabetis? (record fisiològic del metabolisme de la glucosa, fisiopatologia, repercussions sobre l'organisme a llarg termini);

–*Segon dia.* Qui és diabètic? Classes (diagnòstic i classificació);

–*Tercer dia.* Com es tracta la diabetis en situacions usuals? (maneig de la insulina i dels fàrmacs orals);

–*Quart dia.* Com es tracta la diabetis en situacions especials? (coma diabètic, coma hipoglucèmic, embaràs...);

–*Cinquè dia.* La persona amb diabetis. Aspectes psicològics. Resum final. Avaluació de l'experiència.

Els vaig dir que treballaríem a partir dels seus coneixements i, per tant, els convidava abans de continuar a fer una llista, en tres minuts, de totes les paraules que poguessin tenir una relació amb el mot *diabetis.* No cal dir que el desconcert inicial era dels que feien època. Els nois i les noies es miraven entre ells, astorats, dubtant d'anar a Psiquiatria a buscar algú que se m'endugués. Superat el caos –hi ha haver un alumne que es pensava que era un examen i protestava iradament perquè els estava avaluant abans d'explicar la matèria–, els alumnes van escriure les llistes. Sortosament ningú reia, ningú protestava i s'hi van posar amb força entusiasme. Mentrestant, vaig repartir cartolines de colors i retoladors entre cinc o sis alumnes de la primera fila.

–Qui vol llegir la seva llista?

Altra vegada, només un miracle hauria permès creuar la mirada amb un noi o noia de la classe –en aquella època la proporció entre nois i noies ja era del 50 %– i el silenci era espès, espantosament feixuc en aquella hora del matí.

–Diuen els filòlegs que l'etimologia de la paraula «educar» podria ésser *educare,* que significa «transmetre», però que també podria ser *educere,* que significa «treure de dins». Jo no sé a vosaltres, però a mi m'agrada més aquesta segona accepció, que basa l'aprenentatge en un procés de descobriment –guiat pel mestre– a partir del que un ja sap. Si més no, els que compartiu aquesta creença heu de començar a parlar.

Bingo! Un noi de la darrera fila va començar a llegir la seva llista: sucre, set, gana, poliúria, polidípsia, ceguesa, herència, obesitat, infart, insulina, dieta, crònic, diàlisi... Quan va acabar de llegir-la, altres alumnes van llegir les seves: hipoglucemiants orals, exercici, autocontrol, embaràs, hiperglucèmia... Vaig haver de posar ordre, que tots volien dir les seves. Van sortir al voltant d'unes cent paraules. Els sis alumnes de la primera fila que havien de reflectir en majúscula i en lletres grosses les diferents paraules una a cada cartolina no donaven a l'abast.

Després vam fer el mapa de coneixements al plafó de la paret. Entre tots vam anar agrupant les cartolines: les relacionades amb etiologia (causa), fisiopatologia (mecanisme de producció), clínica (símptomes), complicacions, tractament i «altres», on van començar a sortir aspectes interessants com família, amics, depressió, acceptació, etc.

El plafó feia patxoca (aquest inici de classe l'he tornat a fer després infinitat de vegades, però aquella sensació i satisfacció del primer dia no es pot comparar... Encara el recordo després de vint anys!). Era interessant comprovar que els aspectes clínics i fisiopatològics hi eren tots; per tant, hagués estat estúpid fer un discurs convencional sobre això. En aquest aspecte només es tractava d'endreçar-ho entre tots i fer un breu recordatori. En canvi, en els aspectes etiològics, principalment pel que fa als coneixements de la diabetis tipus 1, que té una base immunològica, vaig dedicar una bona part del matí a explicar aquest apartat.

En aquests blocs de quatre hores era absolutament obligatori fer un descans, però el bar de la facultat era insuficient, així que la gent s'havia de repartir entre els bars dels carrers del voltant. Com fàcilment passaven quaranta-cinc minuts, alguns dies vam treballar al bar, on repartia els alumnes per grups, els donava una història clínica i, mentre esmorzaven, la discutien i feien una proposta de diagnòstic i tractament, que després discutíem entre tots a classe.

El cert és que la participació dels alumnes va ser total, l'ambient era molt agradable i el llindar del sentit del ridícul va pujar molts metres. S'escoltaven entre ells, es respectaven les opinions, i es discutien aferrissadament —¡com ha de ser!— els diagnòstics i els tractaments. Amb més o menys variacions, aquest model el vaig desenvolupar vuit vegades durant tres cursos escolars, el 1987-88, 1988-89 i 1989-90. Sistemàticament el curs s'acabava amb una avaluació anònima dels alumnes sobre l'experiència. Gràcies als ordinadors personals que en aquella època es començaven a difondre, aquest material s'ha guardat perfectament fins ara, i rellegint-lo per escriure aquest text he reviscut amb nostàlgia una experiència molt gratificant i divertida.

Alguns dels comentaris d'aquest tipus d'avaluacions són:

—M'ha recordat el jardí d'infància de quan era petita (anava al *kindergarden* d'una escola alemanya).

—La confiança que dóna el professor als estudiants.

–L'entusiasme dels professors que s'encomana.

–M'he quedat sense diners per al cap de setmana. Per no fer tard a classe agafava cada dia un taxi.

–El docent transmet no solament la informació, sinó també la vivència.

–T'obliga a buscar a les golfes.

–T'ho pots creure? El professor ha dit com es deia, de què treballava i a continuació ha explicat com es desenvoluparia la jornada. Quina emoció! Sort que duia la Cafinitrina per evitar un infart.

–L'etern dilema: passar l'examen (MIR) o aprendre a fer de metge.

–Acabo molt cansat de pensar a classe, abans no em calia.

–Què fa un noi com tu en un lloc com aquest? (dirigint-se a mi).

–A vostè li recordaré la cara perquè el mirava a classe, dels altres no me'n recordo perquè no podia aixecar el cap per prendre tants apunts.

I una perla cultivada: *Ningún aspecto positivo; hubiera sido mejor no haber venido y estudiar en un tratado. Si lo que me han explicado tiene que servir para la práctica diaria, vamos listos.*

L'experiència d'aquests tres anys va constituir la base d'un projecte per millorar la metodologia didàctica del departament. Amb el recolzament de l'Albert Torres –nou cap de Departament en aquell moment– es va projectar per a l'estiu del 1990 un curs de didàctica per a professors de Medicina, que dirigiria l'Antoni Petrus, catedràtic de Pedagogia. Teníem els diners i les dates, però el curs es va cancel·lar poques setmanes abans, probablement per pressions d'una colla de carallots que es devien sentir amenaçats. Un cop més a l'ensenyament públic, la mediocritat va triomfar i el projecte no va funcionar. Però les coses són com són i no com a un li agradaria que fossin.

Quan va acabar el curs 1989-1990 vaig deixar l'hospital per incorporar-me com a director de la Fundació Rossend Carrasco i Formiguera, recentment constituïda. Encara que la meva feina de metge la desenvoluparia exclusivament en aquesta institució, la meva intenció era continuar a la Universitat en qualitat de professor associat com fins al moment. La Facultat de Medicina, però, va decidir no renovar-me el contracte per al curs següent. *Fue bonito mientras duró.*

En honor a la veritat, he de confessar que el final de la història no va ésser tan elegant com podria semblar per tot el que he explicat fins ara. La meva indignació era absoluta. Allò era una canallada, perquè el més normal hagués estat una renovació automàtica del contracte. Era del tot evident que, per activa o per passiva, algú havia treballat per aconseguir que em fessin fora. Com que no era molt difícil suposar qui podia ser aquest algú, vaig decidir que es mereixia un regal d'agraïment, que va consistir en una esplèndida botifarra de la Garriga –que portava una targeta meva penjada del cordillet– enviada per missatgeria al seu despatx de l'hospital. Mai no he pogut saber-ho amb certesa, però em temo que, en veure el remitent, la seva secretària es va ensumar la bretolada i va interceptar el paquet per estalviar-li la sufocació. És una llàstima morir-me sense saber si vaig assolir el meu objectiu, que no era altre que provocar una cara congestionada per la ira mentre mirava amb estupor una botifarra estesa sobre la taula del despatx, estratègicament situada entre el *Journal Clinical of Endocrinology* i l'*Acta Endocrinológica,* posem per cas. Ja ho deia l'amic Gonçal Lloveras: mai no es pot tenir tot en aquesta vida.

Abans de finalitzar el capítol –un dels que més m'estimo–, vull fer una menció especial a totes aquelles persones que, desinteressadament, van participar en aquesta experiència: Ramon Gomis, Isaac Levy, Teresa Micaló, Pilar Isla, Conxa Castell, Albert Goday, Quito Reynals i Mercè Bergua. Crec que no m'oblido de ningú. Gràcies a tots.

Els cursos de postgrau

Ensenyar a la facultat és com jugar a futbol en camp contrari. Tret de quatre romàntics, el públic no té cap interès especial en el joc de l'adversari, el que vol és simplement guanyar, encara que sigui amb l'ajut de l'àrbitre. Vull dir que a la Facultat els alumnes estan bàsicament interessats a aprovar, més encara quan finalitzen la carrera, ja que ja han sofert una infinitat de decepcions. Si a més es té en compte que només una petita proporció d'ells es voldrà dedicar a l'especialitat que el professor explica, s'entén que el seu interès intel·lectual pel tema sigui, a priori, més aviat baix. Per tant, per captar la seva atenció i engrescar-los en el tema, el professor s'ha d'escarrassar força i posar-hi imaginació. Ensenyar a la Facultat, insisteixo, té una trempera especial, incomparable amb la que s'assoleix fent classe a professionals que treballen.

Fer classe al postgrau és, en general, com jugar a casa amb el públic a favor i l'àrbitre casolà. Excepte aquells alumnes sense feina que s'apunten a un curs només per tenir crèdits o punts –és un percentatge relativament baix–, la majoria de la gent de l'aula vol aprendre. I a diferència dels estudiants de Facultat, sovint són els propis alumnes els que han triat no només la matèria, sinó també el professor. Desenganyem-nos, l'ensenyament de postgrau és extremadament agraït, o a mi m'ho sembla.

Uns cursos que m'estimo especialment són els deu o dotze que hem fet a l'Argentina amb el meu amic Reynals. En Reynals –Quito per als amics– és actualment catedràtic de Medicina a la Universitat de Mendoza i el responsable de la formació de professionals en Educació Terapèutica a tot el seu país. El vaig conèixer l'any 1979, quan va arribar a l'Hospital Clínic procedent de Grenoble (França), on havia treballat dos anys fent principalment tasques de laboratori d'endocrinologia amb el doctor Vachelot. Volia aprendre sobre la diabetis. El cert és que en poc temps va demostrar la seva capacitat de treball i rigor metodològic i es va quedar amb nosaltres gairebé cinc anys, durant els quals va fer la tesi, a banda de tenir dos fills. Va marxar la primavera del 1985 deixant una muntanya d'amics, entre els quals m'hi compto. Després d'uns anys sense veure'ns, va tornar a Barcelona l'any 1989 i des d'aleshores ens hem anat veient, com a mínim, un cop l'any per treballar junts aquí o allà. El meu primer seminari a Mendoza amb la gent del seu hospital va ésser molt emotiu. Jo no estic gaire segur que les meves ensenyances els fossin d'utilitat, però participaven de manera entusiasta i tot els semblava bé. Després he pensat que el que passava era bàsicament que m'estimaven, perquè jo era l'amic del Quito i ells estimaven el Quito. Així de senzill.

La càrrega afectiva de les relacions professionals em sorprenia i en alguns moments m'embafava. La meva sorpresa va arribar al límit quan en una teatralització que duia en vídeo, tots els assistents preferien com a terapeuta un metge que actuava com a «pare» –i per tant, els tractava com a nens–, que no pas un altre que actuava com a adult. La reacció era completament diferent que a Catalunya, on succeïa exactament el contrari. Segons les seves explicacions posteriors, trobaven l'adult excessivament fred, li faltava la calidesa que, en canvi, tenia la figura del pare nutrici (anàlisi transaccional de Barnes). Per tractar de fer una interpretació *transcultural* d'allò que estava passant, se'm va ocórrer parlar de la bombolla antropològica. Segons aquest concepte, les diferents cultures tenen bombolles més o menys grans que condicionen la distància —tant física com psicològica— en la qual la relació és confortable. Així, els nòrdics tenen una gran bombolla i parlen sempre a més de mig metre de distància l'un de l'altre i gairebé mai de qüestions personals, mentre que a l'altre extrem els africans subsaharians esperen l'autobús tocant-se literalment els uns amb els altres. També els vaig explicar que durant aquells dies a Mendoza, em sobtava que els fills del meu amic cada vegada que em veien (en arribar de la feina, en llevar-nos al matí o en anar a dormir, etc.) em fessin un petó. Vaig afegir que si els meus fills em feien més de dos o tres petons en una setmana, pensaria que alguna cosa no els anava bé. Em vaig adonar que no els havia fet cap gràcia el meu comentari. En tot cas, la classe va seguir una estona fins que quan estava a punt d'acabar-se, una infermera (amb unes dimensions notables i una davantera més que generosa), mentre m'abraçava efusivament, em va dir: «*Permítame, doctor, que le achique su burbuja*». A la vida hi ha moments absolutament màgics com aquest.

De cursos de postgrau n'he fet un autèntic cabàs. Les xifres esfereeixen quan començo a comptar-los. Uns trenta de la meva època a l'Hospital Clínic fins l'any 1989, i més de cent vint a la Fundació, des d'aleshores fins que he revisat aquests papers, i si hi afegeixo els milers de visites a pacients que segueixo fent any rere any, m'esgarrifo de pensar que la meva vida ha transcorregut quasi exclusivament entre l'aula, el despatx, la taula de menjar i el llit de dormir.

Ja sé que els lectors em diran que fer moltes vegades i molts anys una cosa no vol dir necessàriament fer-la bé –que ho preguntin a més d'un polític– però crec modestament que la gent del meu grup que ens hem dedicat a aquesta feina hem estat com els bornis entre els cecs, perquè l'ensenyament mèdic de postgrau en aquest país era –i és, en general– molt dolent. Molt, molt dolent. La majoria de professors es preocupen més d'impressionar l'auditori amb els seus coneixements i la seva erudició, que no d'assegurar-se que els alumnes hagin après alguna cosa. Amb la premissa que mentre el professor parla l'alumne calla, si la classe té quaranta-cinc minuts, l'orador en parla quaranta (això amb sort, perquè sovint consumeix tot el temps disponible i una mica més). D'aquesta manera s'aconsegueix no saber què és el que els alumnes es pregunten, cosa que hauria d'ésser, sens dubte, el més important de la classe. O bé, l'orador fa aquell succedani de diàleg que consisteix a adreçar-se als pobres oients, que en aquest moment ja estan *groggies* al límit del KO –i, amb tota la barra del món, dir-los: «alguna cosa no ha quedat prou clara?» o, encara pitjor, «ho han entès tot?». Òbviament callen com a morts perquè aixecar la mà significa que ets tan ruc que no ho has comprès. I si tot i així t'atreveixes a manifestar la ruqueria, corres el risc que el bandarra, esperonat per la pregunta, es dispari amb un altre monòleg inaguantable i ens acabem quedant sense temps per al cafè. Que és una tragèdia còsmica en aquestes circumstàncies.

Els que hem hagut d'encarar l'educació de pacients –sense cap mena de dubte molt més difícil que la dels professionals– hem passat d'estar interessats a explicar-nos bé, a preocupar-nos per fer-nos entendre i, finalment, a voler saber què han après els nostres alumnes. Els tres plantejaments poden semblar el mateix o fins i tot ésser graus d'un mateix procés, però són coses molt diferents, especialment en relació amb la darrera respecte a les primeres. Explicar-se bé és ésser un bon orador, un individu brillant, amb l'objectiu d'impressionar l'auditori. Que diguin de tu que parles molt bé o que en saps molt, no serveix de rés, és pura fatxenderia.

Quan una persona entra a la fase de dir que el que vol és fer-se entendre, significa que ja ha acumulat alguna frustració a l'hora de la veritat, que és el moment de les preguntes després de la conferència, allò que a casa nostra rep el nom de col·loqui, també conegut com a discussió, paraula que en aquest cas és un anglicisme absolut (quan els anglesos fan col·loqui estan *discussing*, quan discuteixen estan *arguing)*. A qui més qui menys li han caigut els dallonses per terra quan després de la gran ovació final, sovint provocada per una frase enginyosa perfectament estudiada i fins i tot una mica demagògica, el paio de les ulleres de la primera fila es despenja amb un comentari que no té absolutament res a veure amb el que el conferenciant ha dit o, el que encara és pitjor, representa una interpretació completament a l'inrevés de les seves reflexions. A l'orador se li gela progressivament el somriure, mira a banda i banda buscant complicitat (que no trobarà!) i acaba barbotejant una resposta ambigua, mentre per dins maleeix l'interlocutor. La primera vegada és fàcil pensar: «aquest paio és un ximplet», però quan l'anècdota es va repetint, l'orador intel·ligent comença a pensar que potser és millor fer-se entendre que brillar com un estel. I modifica l'estratègia, és a dir, estructura el discurs en parts ben definides, explica algun acudit per recuperar l'atenció, repeteix les idees clau amb paraules diferents, fa una síntesi d'allò que porta explicat fins al moment i fa una xerrada curta per deixar «gust de poc». L'orador ja no és tan brillant però es torna més proper, més entranyable, més «nostre».

L'orador s'ha fet entendre, d'acord. Però l'auditori, els alumnes... han après alguna cosa? Marxaran de l'aula amb nous coneixements? Tindran actituds noves en relació amb el tema que s'ha tractat? En general, un professor agrada en la mesura que coincideix amb el que una persona pensa si té una opinió, o amb la quantitat de coneixements que comparteix si és una qüestió de tècnica o de ciència. En un congrés, les lliçons que solen agradar més són les de les persones que són expertes en el mateix tema que el subjecte i que fan una síntesi de tot el que se sap al respecte en el moment actual. Diem: «que bé que ho ha endreçat!». Aquesta estructuració, aquest ordre en els coneixements previs més o menys dispersos que es tenen és el que ajuda. En aquestes situacions, per tant, s'aprèn relativament poc, encara que és possible que s'arribi a xalar força.

El mestre que realment s'interessa en l'aprenentatge dels alumnes ha de fer un plantejament del tot diferent. El mestre que prioritza per damunt de tot que els altres aprenguin —la seva autèntica raó d'ésser— ha de saber crear les condicions apropiades perquè el procés es produeixi. La primera i la més important de les condicions és la curiositat. La tafaneria, el desig de saber és sens dubte l'estàrter de l'aprenentatge. En els nens la curiositat és permanent i no cal estimular-la, però en els adults —molts dels quals les han vist de tots colors— la tafaneria pot estar coberta pel tel de la indiferència, d'una certa actitud d'«estar de tornada», que —sigui dit de passada— queda bastant bé en determinats col·lectius. En un dels nostres primers seminaris a la Fundació, dirigit a professionals de la salut, dues mestres de la meva família van preparar una classe que es titulava «Educació de nens *versus* educació d'adults». La classe va començar quan les docents, després de deixar a la tarima un gran cistell amb uns paquets embolicats amb papers de colors, es van quedar callades observant els alumnes. Després dels primers silencis, alguns es van posar a parlar entre ells tractant d'interpretar la situació, però no van fer res més. Les docents van preguntar què creien que hauria fet una classe de nens en la mateixa situació. La resposta era òbvia. Aixecar-se i anar a mirar què hi havia en aquell cistell. Per tant, la primera premissa si volem educar adults és que no s'ha de donar per suposada la seva curiositat, cal impulsar-la, afavorir-la, provocar-la (si és necessari).

La segona premissa és capbussar-se en el coneixement previ de l'alumne, que en el cas de l'adult és generalment molt gran. Treballar l'*educere!* Fer a l'auditori preguntes tancades sobre el que sap pot bloquejar determinades persones poc propenses a participar i pot incomodar a qui s'equivoca. No obstant això, si es demana a l'aula que els alumnes opinin sobre el tema, és més fàcil que ningú se senti jutjat. Per exemple, es pot escriure a la pissarra «com més estricte sigui el control de la glucosa a la diabetis, menys probable és que el pacient tingui lesions a la retina» i a continuació demanar el grau d'acord o desacord en una escala d'1 a 5, recollint les respostes de manera anònima. El truc permet conèixer què sap l'auditori, fent creure que demanes l'opinió dels assistents (l'evidència científica actual és que com més estricte és el control, menys risc hi ha de complicacions, de manera que el que «opini» el contrari senzillament no sap el que ha de saber i caldrà que ho aprengui en el curs de la sessió).

Un procediment molt eficaç per treballar l'aprenentatge a partir dels coneixements dels alumnes és el *metaplan*. El seu descobridor és un pedagog alemany que no fa gaire temps organitzava seminaris per ensenyar a treure'n el màxim partit. El *metaplan* és una eina de comunicació visual entre el docent i el grup d'alumnes o entre el coordinador i els experts, si és un grup de treball. Es tracta d'un plafó de dimensions generoses amb una superfície tova on es poden clavar agulles o xinxetes i que usualment es folra de paper d'embalar. Els participants a la sessió –és ideal entre dotze i quinze persones– escriuen amb un retolador gruixut frases curtes o paraules clau en cartolines que prèviament s'han repartit entre els participants. El coordinador recull les cartolines, les va llegint i les ordena al plafó al mateix temps que tracta d'estimular l'auditori perquè estableixi relacions entre els conceptes exposats o, fins i tot, promou discrepàncies que enriqueixin la doctrina d'allò que s'està treballant. El *metaplan*, que requereix un bon entrenament per part del monitor i disciplina en el treball dels membres del grup, imagino que no només serveix per a la docència o els grups de producció, sinó que també ha d'ésser molt eficient en la gestió empresarial. Hi ha vegades que després d'una bona estona de discussió surten plafons amb un contingut excel·lent, així com amb una gran plasticitat.

Una classe amb *metaplan* per la qual tinc una predilecció especial és aquella que fa referència a les causes que faciliten o dificulten el bon control metabòlic de la diabetis i que comencem amb un plafó que pregunta: «Per què els nostres pacients no "es porten bé"?». Els participants a la sessió –metges, infermeres, estudiants de medicina o els propis pacients– emplenen cartolines amb paraules clau o frases curtes com: altres preocupacions, estat d'ànim baix, dieta avorrida, dificultat de fer-se entendre pel pacient (o el metge o la infermera), insulina inapropiada, controls personals insuficients, falta de coneixements, poc suport afectiu de la família, consciència escassa del risc a llarg termini, etc. Convenientment endreçades per categories, per exemple, raons degudes a les limitacions farmacològiques, a aspectes psicològics, a qüestions socials i econòmiques, a les habilitats de comunicació dels professionals de la medicina, etc., permeten en una sessió de quaranta cinc a seixanta minuts una reflexió esplèndida de les causes reals (no només les biològiques que expliquen els tractats de medicina i que són només el 50 % de la pel·lícula), de les dificultats que té el pacient per assolir els objectius de bon control que, d'altra banda, són absolutament prioritaris si desitja reduir riscos a llarg termini.

Aquesta mena de plafons és també molt útil a l'hora d'avaluar en poc temps l'opinió de l'auditori sobre qualsevol aspecte. Es fa una senzilla ratlla al paper marcada en diversos intervals, es reparteixen gomets de colors i es demana que cadascú enganxi el seu en el lloc que consideri en relació amb la frase proposada. Per exemple, «em sembla que per aconseguir un control òptim de la pressió arterial dels pacients les habilitats de comunicació del metge que els tracta són... (molt, força, poc, gens) importants».

En auditoris més nombrosos el *metaplan* no serveix com a sistema interactiu i s'ha de recórrer a la informàtica i el sistema del *tele-vot*. Els assistents disposen d'un comandament a distància mitjançant el qual voten (sí/no, escales d'1 a 10 o d'1 a 5) allò que el conferenciant va preguntant. Amb una certa experiència i un tècnic espavilat, es pot aconseguir que una sessió llarga es transformi en una sessió curta i amena, en què l'auditori aprèn tot allò que s'explica.

La tercera premissa, cada vegada més important, és el fet de fer servir l'humor, territori al qual confesso que he accedit de molt gran. Educat amb la idea que amb les coses de menjar –com, per exemple, la Ciència– no s'hi juga, he de dir que l'acudit, la xarada i la broma sempre m'havien semblat fora de lloc en l'exercici de la medicina i també en l'ensenyament. Potser podia acceptar un acudit curt a la meitat d'una conferència per distendre i recuperar l'atenció. Res més.

El malaguanyat Gonçal Lloveras –qui em va dir que el contrari de la paraula *divertit* és *avorrit* i no *seriós*– era un autèntic expert a fer servir l'humor per parlar de coses serioses. No només pels seus acudits enginyosos (que en sabia a cents, molts dels quals eren de collita pròpia), sinó per la ironia que gastava, molt especialment quan el seu interlocutor tenia certes limitacions intel·lectuals. El doctor M. era un destacat professor de la Universitat de Navarra que pertanyia a l'Opus i tenia una dotzena de fills. Patia un tic molt aparatós, amb unes ganyotes espectaculars que duraven dos o tres segons que es feien eterns, durant els quals no sabies on mirar. I el tic es repetia molt sovint, especialment si es posava nerviós. Una vegada, en un sopar d'un congrés, el doctor M. va anunciar que havia nascut el seu tretzè fill. En Gonçal va respondre: «*Chico, déjame que te felicite, aunque lo vuestro con los niños más bien parece un tic*». Tota la taula va riure, mentre el doctor es convertia per uns segons en un sac de tics encadenats. A en J. S., catedràtic d'Educació Sanitària, alt i ben plantat, però una mica sòmines, sovint li deia: «Noi, amb el teu físic i la meva intel·ligència no pararíem de lligar». I el beneit d'en J. S. reia com un conill.

Actualment, fer riure els alumnes s'ha convertit per a mi en un objectiu que té la mateixa importància que aconseguir que acabin la classe sabent tot allò que m'he proposat quan hi he entrat. I és que uns segons d'una rialla trenquen la fatiga i obren la ment altra vegada per a una llarga estona d'aprenentatge. A més, creen complicitat amb l'auditori i permeten analogies esplèndides. En aquest sentit, hi ha una colla de dibuixos d'en Frato (Francesco Tonucci) on es veu el nen en diferents situacions escolars o familiars que són una delícia i una autèntica meravella per explicar les dificultats en l'educació de pacients.

La utilització del humor relativitza i et fa adonar que les coses que estàs discutint són importants, però potser no ho són tant. El que és realment important és allò que ni ens adonem que tenim, de tan fàcil com ens és posseir-ho com, per exemple, la democràcia, la pau, la vida confortable, la salut, etc. No voldria semblar més capellanesc del que sóc, però hi ha dues coses que m'agrada repetir quan parlem d'ensenyar: la primera, que sovint l'arbre no ens deixa veure el bosc; la segona —agafada del meu amic Toni Petrus—, que s'ha de procurar ensenyar amb humor i amb amor, superant així la recomanació jesuítica de fer-ho amb temor i amor.

Fer les Amèriques

En Dídac H. era el director mèdic d'una multinacional francesa de la indústria farmacèutica patrocinadora del DESG –el grup europeu d'educació en diabetis– als anys noranta. En Dídac i jo ens havíem conegut a les reunions del grup de Ginebra i Grimentz i ens teníem una indiscutible simpatia mútua. Ell participava activament en les discussions i els seus comentaris eren intel·ligents i ponderats. Com la majoria de francesos, acceptava malament que l'anglès –que en aquella època ell parlava millor que jo– hagués d'ésser la llengua de comunicació oficial de les reunions internacionals europees i maldava per una ridícula cooficialitat entre l'anglès i el francès que òbviament mai no va prosperar.

Un dia de la primavera del 1991 en Dídac em va telefonar al despatx que jo tenia a la Clínica Tres Torres, després de la meva marxa del Clínic.

J'ai une proposition deshonête pour toi.

Tot i estar assegut a la butaca vaig contraure imperceptiblement els glutis: l'homosexualitat del noi no era cap secret, mentre que la suposada bisexualitat que diuen que tots tenim, en el meu cas estava per demostrar i, de tenir-la, no me la podia imaginar més enllà d'una fase estrictament intel·lectual.

–Je t'écoute –li vaig contestar.

La proposta era atractiva: es tractava de fer una sèrie de conferències per l'Amèrica Central convidat per diferents societats científiques i patrocinat pel seu laboratori. L'activitat estava plantejada per a la tardor i tindria una durada d'unes tres setmanes. No em pagarien honoraris però viatjaria en *business,* m'allotjaria en hotels de categoria i ho tindria tot pagat. Li vaig demanar uns dies per pensar-ho. Després de parlar-ne a casa –la Fabiola treballava, els tres fills adolescents encara donaven una mica de feina i el viatge volia dir tres setmanes sense fer calaix– li vaig dir que sí, amb una única condició: que a la llista de països hi afegissin l'Argentina, en aquell moment en una situació econòmica ruïnosa i on el laboratori que em patrocinava va confessar no tenir-hi cap interès comercial. Ho van acceptar sense reserves com una mena de pagament d'honoraris i a finals de setembre rebia un gruixut bitllet d'avió (valorat en unes nou-centes mil pessetes, sou de quatre mesos d'un metge adjunt de l'època). El recorregut del bitllet era: Barcelona - París - Buenos Aires - Mendoza - Buenos Aires - Miami - Caracas - Barcelona (la veneçolana) - Caracas - Quito - Miami - Santo Domingo - Nova York - Madrid - Barcelona.

Després de més de cinquanta mil quilòmetres de vols, vaig perdre definitivament la por a l'avió i des d'aleshores no he deixat de gaudir del plaer de volar. S'ha de dir, però, que vint anys enrere volar era una altra cosa. No existien les línies *low cost* i les companyies en què vaig viatjar –Air France i American Airlines majoritàriament– eren molt bones. Sense exagerar, jo diria que la classe turista d'aquell moment era com una preferent d'ara i la *business* dels noranta era una primera classe actual (escric això el setembre del 2010, a la sala vip de París, on no hi ha un sol seient lliure, les butaques tenen les molles esbotzades, la moqueta està tacada i el bufet és d'un esllanguiment anorèctic).

L'extensió a l'Argentina que vaig demanar tenia un únic motiu: retrobar-me amb l'amic Reynals, que no veia des de finals del 1989, quan va tornar a Barcelona durant tres mesos, després que marxés del Clínic a principis del 1985. En Reynals havia iniciat a Mendoza el seu projecte d'educació de pacients a l'hospital i a la província, de manera que em feia il·lusió col·laborar-hi.

En el moment d'escriure això porto una dotzena de cursos a l'Argentina, la major part a la província de Mendoza. Els records es confonen inevitablement i les anècdotes es barregen a la memòria, però del primer viatge en guardo un record molt viu.

A Ezeiza, l'aeroport internacional de Buenos Aires, em va recollir un visitador mèdic d'un laboratori, em va portar a dinar a un restaurant i després em va acompanyar a l'aeroport domèstic —Aeroparque— per volar fins a Mendoza, a més de mil quilòmetres a l'oest. El restaurant estava a La Recoleta, era de luxe i tots els homes —no recordo que hi hagués cap dona— anaven amb vestits de ratlles, amb corbates i engominats, com els ballarins de tango que veia a les pel·lícules. El poc que vaig veure de la ciutat no em va agradar. Les dimensions eren enormes, però tot tenia un aire decadent, de ciutat que viu d'antigues esplendors. Buenos Aires estava deixada, amb els edificis escrostonats i sense pintar, excepte la famosa Casa Rosada del president de la nació. Els carrers eren bruts i sorollosos, plens de pidolaires, i el transport públic infame. Tot plegat feia que el contrast amb el restaurant de luxe fos brutal, neguitejant.

L'arribada a Mendoza va ésser gairebé apoteòsica. L'aeroport d'aquella època era com de joguina i quan es baixaven les escales de l'avió per anar a peu a l'edifici de la terminal, hi havia gent que esperava els viatgers darrera una simple tanca, de manera que els podies anar a abraçar abans de recollir l'equipatge. Els Reynals al complet –pare, mare, els quatre fills i la germana de la dona– m'esperaven amb una gran bandera catalana que encuriosia la gent.

Com ja he parlat anteriorment dels cursos a Mendoza, m'agradaria poder destacar les sensacions provocades per la primera estada a la ciutat. Potser la més important va ser la greu situació econòmica. Els meus amics, universitaris, tots dos amb feines consolidades, guanyaven el just per viure. La casa era antiga i molt senzilla. El que millor tenien era un terreny gran –on posteriorment es van fer una altra casa–, un jardí força cuidat i un barri tranquil amb poc trànsit, encara que malauradament amb força robatoris.

A l'hospital –on vaig fer la revista de sala amb el Servei d'Endocrinologia en ple– la situació era molt dura. Les proves complementàries estaven molt restringides, faltaven alguns medicaments, no hi havia paper imprès per escriure les històries clíniques (reciclaven els fulls dels electroencefalogrames escrivint-hi al darrera) i els malalts es duien els llençols de casa seva. El que més sobtava era que els malalts no es queixaven... o jo no vaig escoltar lamentacions sobre això. Aquesta actitud m'impactaria encara molt més durant el seminari d'educació de pacients que es va fer posteriorment. A diferència dels espanyols –principalment els espanyols del sud–, la major part dels participants considerava que si els resultats terapèutics amb els diabètics no eren prou bons, els professionals de la salut i no l'Estat o la societat n'eren els principals responsables. I nosaltres –que per aquella època teníem una sanitat pública privilegiada– estàvem establerts en la cultura de la queixa. Quina vergonya!

Vaig marxar de Mendoza entre abraçades i llàgrimes. Segurament en aquell moment no ens podríem imaginar que ens tornaríem a trobar per treballar junts unes trenta vegades més en els vint anys posteriors a aquell viatge. A la tarda, vaig volar de Mendoza a Buenos Aires i d'aquí en un vol nocturn d'American Airlines a Miami. Va ésser la primera vegada que tenia un seient que es convertia en un llit absolutament pla. També era la primera vegada que dormia diverses hores seguides en un avió, ja que fins aquell moment era incapaç de fer-ho.

A Miami em sentia un autèntic privilegiat, assegut en una cafeteria que hi ha en el setè pis de l'edifici de l'aeroport des d'on es dominen perfectament les dues pistes paral·leles d'aterratge i enlairament. Recordo aquell esmorzar esperant en Dídac amb autèntica delectació: un parell d'hores escrivint, cafè *ad libitum* –com és usual als Estats Units d'Amèrica– i observant els avions, que és una de les coses que més em fascinen.

El nostre vol a Caracas sortia l'endemà, de manera que quan a mig matí va arribar en D. de París vam agafar un taxi per anar a l'hotel, acomodar-nos-hi, donar-nos una dutxa, sortir a dinar i conèixer la ciutat. Ben pocs records en tinc, tret de l'omnipresència dels cubans, les botigues d'electrònica, l'una al costat de l'altra, i la calor enganxosa que et fa estar permanentment entresuat. L'hotel era un Hilton esplèndid, com ho serien els de tot el viatge, perquè en aquella època no hi havia les restriccions que hi ha actualment en relació amb les invitacions dels laboratoris als metges (no es poden convidar acompanyants, la categoria màxima és de quatre estelles, no hi pot haver cap extra ni cap nit d'hotel que no pertanyi als dies de l'esdeveniment científic). En aquell any 1990 no hi havia res que impedís al laboratori en qüestió allotjar-nos durant tot el viatge en els hotels de quatre i cinc estrelles, tenir pagats tots els àpats i els extres *raisonables* –tal com em va dir en D.–. No vaig voler provar el límit que el seu laboratori posava al terme «raonable» i em sembla que les copes ocasionals de la nit mai no van anar més enllà d'un Cardhu o un Knockando amb gel.

A l'aeroport de Caracas ens esperava una bona colla de gent del laboratori per desplaçar-nos junts a la Barcelona veneçolana, ciutat més aviat lletja, d'aproximadament mig milió d'habitants, situada a quatre-cents quilòmetres de la capital. L'avió anava fins a la bandera i la previsió era de mal temps durant el vol, així que les hostesses no permetien posar equipatge de mà als compartiments enlairats, sinó que s'havien de posar sota el seient de davant. L'espai era tan petit que la meva cartera de mà no hi cabia i la vaig haver de posar entre les meves cames i el seient. La postura era una mica incòmoda i probablement ridícula. Quan ho va veure la meva veïna –una delegada del laboratori–es va posar a riure d'una manera que primer em va molestar una mica, després em va semblar clarament desproporcionada i finalment em vaig adonar que era un riure histèric causat per la por de l'anunci del mal temps. Durant el vol, la noia –que no era gaire bonica de cara però que tenia una anatomia convincent– mirava esglaiada per la finestra els núvols negres i s'estremia a cada sotrac de l'aparell. Em va agafar del braç mentre jo, enjogassat amb l'escena, tractava d'explicar-li coses per distreure-la amb la veu més modulada i suau que era capaç de posar. No obstant això, durant l'últim minut abans d'aterrar, totalment descontrolada, em va clavar les seves ungles esmolades despietadament mentre jo m'aguantava el gemec. A les pel·lícules, d'aquestes escenes sempre en sol sortir un *flirt* però jo no en vaig treure res, gairebé ni les gràcies. I crec que ni tan sols em va demanar perdó. Quan es va recompondre del descontrol es devia sentir ridícula i no va tenir prou sentit de l'humor per fer-hi conya. De manera que vaig quedar esgarrapat i sense premi de consolació.

De l'aeroport ens van dur en cotxe a un complex turístic tropical —estàvem a l'alçada del paral·lel 10— on es feia el congrés. La calor era enganxosa però l'ús de l'americana era obligat per raons socials, de manera que l'anàvem arrossegant durant tot el dia, gairebé tot el temps penjada del braç. Perquè no s'arruguessin, el conductor les va posar a la maleta de l'immens Oldsmobile, amb tan mala fortuna que la del Dídac es va tacar amb el greix de la tanca. Els seus renecs i els improperis contra el xofer se sentien des de Lima i les lamentacions sobre la *veste* tacada per la que deia que havia pagat mil francs van durar tota la resta del viatge.

En el complex turístic tenia un bungalou per a mi sol, amb una nevera proveïda de coses per picar, però sobretot de begudes i licors de tota mena. Després vaig saber que aquesta cortesia era la mateixa per a tots els congressistes, molts del quals a l'hora de sopar del segon dia anaven absolutament pitof. Tots els metges estaven allotjats amb les seves senyores, la majoria de les quals s'havien empolainat amb un gust més que discutible, segons el meu parer. Jo era dels pocs convidats estrangers que hi havia a la reunió i tothom em tractava amb gran deferència, encara que no tanta com al D., ja que devia d'ésser un dels principals pagadors de la festa. Em van donar moltes targetes, demanant-me que els enviés cartes des de Barcelona perquè els convidés a venir a un dels meus cursos. Després vaig saber que amb aquests documents aconseguien que el govern del seu país els financés el viatge i l'estada a l'estranger en concepte de formació acadèmica. En general, els endocrinòlegs em van semblar científicament molt fluixos, absolutament abocats a guanyar diners i força corruptes (aquesta impressió seria encara més forta a la República Dominicana).

La meva conferència devia passar sense pena ni glòria. Recordo que ja era fosc —això que a les set de la tarda sigui de nit i faci tanta calor com a l'estiu de casa nostra desconcerta molt les primeres vegades— i que tenia gana. Després de la meva classe hi va haver la del D., que atès que no tenia un espanyol fluid es feia traduir de manera consecutiva, amb la qual cosa el temps es doblava per desesperació dels que enteníem el francès. Sigui com sigui, vam acabar sopant, i gens malament, per cert.

A la tornada a Caracas vaig vigilar molt per no tornar a asseure'm al costat d'aquella tigressa esgarrapadora. Amb un núvol negre absolutament amenaçador al damunt, l'avió tocava terra un parell de minuts abans que descarregués una tempesta tropical espectacular que, per sort, vam veure plàcidament des dels vidres de la sala d'espera. Com a conseqüència de la tempesta, tots els vols que venien d'Europa van ésser desplaçats a l'Illa Margarita i es va organitzar un desgavell d'horaris espectacular. El nostre vol a Quito va sortir amb cinc hores de retard. El pilot havia de saber perfectament que l'aeroport equatorià tancava a les onze de la nit, però no va dir res fins que érem a mig camí, quan ens van anunciar que hauríem de fer escala tècnica a Bogotà per aquesta raó.

L'aeroport colombià estava ocupat militarment i l'hotel on ens van allotjar unes hores fins l'endemà al matí tenia un cordó policial al voltant. Mentre esmorzàvem a una hora inhumana de la matinada, se sentien, de tant en tant, trets al carrer. Per sort, ens vam enlairar a quarts de vuit del matí sense problemes.

L'aterratge a Quito em va fascinar. L'avió anà fent giragonses entre els pics andins per acabar enfilant la vall on està ubicada la ciutat. El paisatge era d'una verdor extraordinària malgrat l'alçada –prop dels tres mil metres–, el cel d'un blau rabiós i s'hi retallaven uns immensos cúmuls densos i blancs com la neu que hi havia a les muntanyes més altes.

L'hotel era preciós i la gent del país em va semblar la més amable i elegant de tots els països visitats. Vaig parlar amb força metges que van explicar-me les seves dificultats i la manera com hi feien front, sense queixes ni retrets ni sentiments d'inferioritat mal dissimulats en relació amb els del primer món. A diferència de veneçolans i dominicans, ells no pretenien ésser com els europeus, ells eren andins i punt. No ho sabria explicar molt bé, però aquella gent em feien sentir bé, eren autèntics, sabien fins on podien arribar i sabien molt bé el que volien. Acollien el professor estranger amb respecte i agraïment per la visita i li volien ensenyar amb un orgull autèntic la seva realitat, els seus reptes i els seus resultats. Les dues classes que vaig fer en fòrums científics em van sortir bé i la que em va tocar fer a un centenar de pacients ja l'he explicat en un altre capítol.

La ciutat de Quito em va captivar. Els indis –és la ciutat americana on n'he vist més– són els amos de l'artesania local i tenen parades ambulants per tot arreu. En una d'aquestes barraques em vaig atrevir a comprar una bestioleta feta a la brasa, que no podia amagar el seu origen rosegador darrere unes dents incisives de rata. Superada la impressió inicial, he de dir que la pell era cruixent i la carn de gust molt fi. També els diré que no me'l vaig acabar i que la cara del D. caminant al meu costat mentre me la cruspia era un autèntic poema.

Una dona alemanya, de qui ara no puc recordar el nom, havia creat a l'Equador, feia molts anys, una fundació a favor dels indis quítxues. La senyora tenia més de vuitanta anys però seguia dirigint-la i la vam poder saludar. La fundació, en col·laboració amb el govern, editava diccionaris i llibres per aprendre a escriure la llengua nativa i feia un munt d'activitats per preservar no només aquest idioma –que en aquell moment em va semblar ben viu–, sinó també l'artesania i la cultura quítxua en general. Tenia una botiga en un carrer cèntric de la ciutat on venia joies modernes fetes amb dissenys tradicionals i roba teixida amb llana, que a mi em va semblar preciosa i de molta qualitat. La botiga no tenia res a envejar a les millors botigues del passeig de Gràcia de Barcelona, per la qualitat dels productes i la manera com estaven exposats. Evidentment, els preus no tenien res a veure amb els de les paradetes dels indis, però tampoc la qualitat era la mateixa. Tenint en compte a més que tots els beneficis eren per a la fundació, es pagava el caprici a gust. Tothom amb qui vaig tenir ocasió de comentar-ho, parlava de la mecenes alemanya amb autèntica devoció.

L'aterratge a Santo Domingo em va fer patir. Era una nit negra, l'aeroport estava gairebé a les fosques i la maniobra d'aproximació es va fer eterna, fins que l'immens ocellot de ferro va començar a rodar normalment per la pista. Segons en Dídac –un tipus que havia viatjat molt–, des que l'avió treu el tren d'aterratge fins que es toca terra passen quatre minuts, però en aquest cas el temps va ser ben bé de deu minuts eterns, per raons que no ens van explicar. L'espectacle al *hall* de l'aeroport era de pel·lícula de república bananera, que ben pensat és on realment érem.

Mentre jo vigilava els equipatges amb quatre ulls, en D. se'n va anar a llogar un taxi. A les estacions de servei de l'illa no hi havia benzina perquè la subministradora ianqui –la Shell– tenia el vaixell petroler ple, fondejat a la badia, esperant que el govern pagués el que li devia. Així que tota la benzina que corria per l'illa era d'estraperlo a un preu tres cops superior a l'oficial. Vam pagar vuitanta dòlars de l'època perquè ens portessin a l'hotel en un cotxe brut i desballestat que pudia a benzina, ja que en portava cent litres al maleter en bidons de plàstic. La carretera estava plena de sots i vam entrar a la ciutat per carrers absolutament solitaris i foscos, com una gola de llop, durant uns interminables deu o quinze minuts. Estàvem convençuts que d'un moment a l'altre el taxi es pararia, sortirien de les fosques un parell de pinxos, ens ho traurien tot i ens deixarien en calçotets.

Ens ho anàvem explicant mútuament per fer-nos riure i treure'ns la por de sobre, mentre li preguntàvem al xofer si tot anava bé. El paio deia alguna cosa que no enteníem i i no treia la mirada del davant, talment com si no tingués la menor idea d'on anava. Sorprenentment, però, després d'una cantonada vam veure un rètol dèbilment il·luminat que deia «hotel». No ens ho podíem creure!

L'hotel funcionava amb el seu propi generador, perquè el país no subministrava electricitat des del dia anterior al vespre. Vam saber que tot el corrent elèctric del país es fabricava amb generadors dièsel i que aquest s'havia acabat i no n'hi hauria fins a l'endemà, quan descarregarien el petroler, segons assegurava el grum de l'hotel.

L'hotel tenia set plantes. A les sis primeres s'accedia per un ascensor que no funcionava i a la setena, en un elevador independent, que quan engegava el motor obligava a desconnectar temporalment els llums de les habitacions. Sense deixar de somriure com si tot fos el més normal del món, l'hostessa va pujar amb nosaltres en l'ascensor especial. Un cop dalt hi havia una segona recepció per a vips amb un parell d'hostesses igualment rialleres i que portaven minifaldilla, que ens van donar la clau i ens van acompanyar a les habitacions per ensenyar-nos com s'obria el televisor, on estava la nevera i totes aquestes coses tan difícils d'aprendre. Acabada la demostració, em van dir amb una picada d'ullet que estaven a la meva disposició per a qualsevol cosa que desitgés.

—*¿Cualquiera?* —li vaig dir jo.

—*Sí, señor, cualquiera.*

Aquella nit el que volia era dormir deu hores seguides. A les dues de la nit tot l'hotel va quedar absolutament a les fosques. Si obria la porta de l'habitació, l'únic que es veia eren uns llumets vermells de seguretat que més aviat semblaven les llànties del Santíssim.

I l'endemà tot va ésser normal. El govern havia pagat, el petroler estava descarregant i les centrals elèctriques funcionaven. Al migdia un cotxe ens va recollir per creuar l'illa de sud a nord per la part estreta i anar a parar a un d'aquests centres turístics tan repetits per les agències de viatges (Playa Bávaro i *tutti quanti*). Recordo poques coses: que es va parar l'aire condicionat a les sis de la tarda, just abans de la meva conferència, i estava aterrit per les taques de suor a la camisa; que les diapositives estaven desordenades i mai he arribat a saber per què em va passar, tenint en compte que sóc molt curós en aquestes coses; que començava a tenir ganes de tornar a casa i que el col·lectiu mèdic em feia sentir vergonya aliena. El congrés va acabar com sembla preceptiu en aquest país, és a dir, en una discoteca. Em va sorprendre que la gent del país demanava sempre Coca-Cola sola i treia de la butxaca una petaca de rom bo per fer-se el seu particular *cubalibre*. En aquella època Juan Luis Guerra, amb la seva bilirubina, era un autèntic ídol nacional. Les seves cançons sonaven absolutament pertot arreu.

La tornada va tenir una única anècdota, la del nen amb hipoglucèmia en el vol de Santo Domingo a Nova York. Com a les pel·lícules, per l'altaveu es va demanar si hi havia algun metge a l'avió. En D. i jo ens vam aixecar. Una dona d'uns trenta anys tenia a la falda un nen negre d'uns dos anys que prenia un suc de pinya. Ens va explicar que patia baixades de sucre espontànies —no era diabètic ni es posava insulina— i el seu metge dominicà l'enviava al Mount Sinai de Nova York perquè l'estudiessin. El nen —que era força gras— tenia bon aspecte i després del suc de fruita estava a 80 mg/dL de glucèmia, com vam poder comprovar amb el glucòmetre de la mare. Per tant, per sort, no hi havia res més a fer, tret de desitjar-li a la senyora que a l'hospital trobessin una solució per al seu fill. Ja al nostre seient, l'hostessa ens va portar un llarg formulari per emplenar, on ens demanava detalls sobre la incidència i que expliquéssim per què no havia calgut demanar al pilot que aterrés a l'aeroport més proper. Déu n'hi do! Abans que el formulari estigués emplenat, la mateixa hostessa ens va portar una gelera amb una ampolla de Veuve Cliquot, que ens vam beure abans d'arribar a Nova York.

A Nova York ens vam acomiadar amb una abraçada. En Dídac volava a París i jo cap a Barcelona, via Madrid. Des d'aleshores ens hem retrobat algunes vegades en reunions i congressos, on hem pogut recordar amb molt d'afecte aquest viatge tan llarg per les Amèriques.

ELS TALLERS
(workshops, ateliers...)

Que jo sàpiga, el primer que va usar en el nostre àmbit aquesta paraula per convocar-nos a una activitat d'aprenentatge va ésser en Josep Maria Pla, del grup d'endocrinologia de Girona. Era a finals dels anys setanta i ens vam reunir una colla de professionals a l'Hotel Hipòcrates de Sant Feliu de Guíxols per parlar del tractament de la diabetis durant un parell de dies. La paraula era perfectament escaient, perquè treballàvem com si fóssim en un taller o un obrador. Quan es parlava de dieta es treballava amb aliments naturals, bàscules, fogons, etc.; quan es parlava d'insulines estaven físicament sobre la taula i en discutíem les diferents pautes i quan es tractava d'exercici no era una lliçó teòrica, sinó que anàvem a córrer i els que volien podien comprovar l'efecte de l'activitat física sobre la glucosa. Finalment, es parlava d'aspectes sexuals –que no s'animi el lector, que no arribàvem fins a aquest punt–. En tot cas en col·lectivitat, a la intimitat potser fèiem com el José M.ª Aznar amb el català.

Tocar, triar i remenar és clau per aprendre. És el tercer sentit implicat en el procés, juntament amb la vista i l'oïda i fa que recordem aquell adagi (atribuït a Franklin, però que sembla que el va manllevar a un proverbi xinès) que diu:

«Escolto i oblido
Veig i recordo
Faig i aprenc».

Encara que en ocasions s'hi sumin l'olfacte i el gust, com és el cas dels tallers de cuina, per exemple, indiscutiblement, com més sentits entren en el procés, més possibilitats de saber fer.

Els tallers han estat una constant en els nostres seminaris, gairebé des que vam començar. Amb el taller preteníem no només que l'alumne adquirís una determinada habilitat, sinó que ens permetia establir analogies amb altres aspectes del coneixement, sovint molt allunyats de temes mèdics. Es pot dir que els tallers en si mateixos eren autèntiques metàfores. En moltes ocasions, els propis alumnes descobrien moltes més analogies que les que nosaltres havíem imaginat. La llista de tallers seria inacabable i avorrida, però no puc resistir-me a explicar-ne uns quants:

a) *Menjar amb palets xinesos*

La família Kao té un excel·lent restaurant xinès al meu barri de Barcelona, el Xangai, al carrer Bisbe Sivilla. Ens coneixem del veïnatge des de fa trenta anys i som clients assidus del seu restaurant gairebé des d'aleshores. Sempre ens sorprenia que —a diferència dels restaurants xinesos de Londres que ens agradaven molt ja a l'època del perfum pàtxuli— a la taula hi havia ganivets i forquilles en lloc dels clàssics palets. L'explicació que ens donàvem en Josep Maria Kao i jo era que aquest és un país poc curiós i amb un elevat sentit del ridícul. I es podia afegir que punyetera falta que fa aprendre-ho si no obtens cap benefici afegit, ja que el plaer del menjar aparentment és el mateix. I, així tot sopant, se'ns va ocórrer que teníem davant un bon model del que passa en el dia a dia a molts metges i, principalment, a infermeres. En el seminari següent de la Fundació hi havia un fantàstic taller de vint minuts en què en Josep Maria i en Lluís Kao, absolutament seriosos, convidaven uns alumnes atònits a fer servir els palets per menjar, advertint-los que si no ho aprenien des d'aleshores fins a l'hora de sopar, es quedarien sense menjar, ja que el sopar se serviria al seu restaurant sense coberts occidentals. Observar el comportament dels sanitaris era apassionant. Els que ja en sabien (molt pocs) somreien amb suficiència observant les ganyotes dels altres. Alguns tenien grans dificultats, ja que constantment se'ls hi creuaven els pals o els hi queien dels dits i eren incapaços d'agafar res, ni tan sols un trosset de carn, així que l'arròs... La majoria perseveraven amb una extraordinària voluntat, però alguns passaven una mica i tractaven de distreure els monitors preguntant coses que no tenien res a veure amb l'objecte del taller. N'hi havia que, veient que no ho aconseguirien, començaven a manifestar el seu malestar, considerant que era un abús que se'ls «obligués» a sopar amb palets. Fins que algú va començar a dir: «Escolteu noies, voleu dir que no fem la mateixa cara que els nostres pacients quan els "obliguem" a aprendre a usar un injector d'insulina i no els donem cap opció a no fer-ho?». Bingo! El missatge havia passat. Posar-se a la pell de l'altre (o posar-se a les seves sabates, que diuen els anglesos), condició indispensable per exercir la professió sanitària. Sembla obvi, però no ho és tant, els ho asseguro.

b) *Els gitanos ens fan classe*

Un seminari que recordarem sempre –i no necessàriament pels moments bons, encara que n'hi van haver molts– va ésser el de l'any 1996, que anomenàrem «de les cultures» i que en realitat es titulava «Las barreras transculturales en la educación de pacientes». L'Amadeu Punset va triar per a la portada del programa la pintura de Brueghel que representa la Torre de Babel i a fe de Déu que ho va endevinar. Hi va haver moments en què la comunicació va ésser molt difícil i es van viure manifestacions xenòfobes i racistes, aparentment inimaginables en el món sanitari. El que els organitzadors preteníem era dotar els participants de coneixements i recursos que els permetessin apropar-se millor a pacients d'altres cultures, com els àrabs, els subsaharians o els sud-americans. Però també hi vam afegir cultures aparentment molt més properes, com la dels gitanos, andalusos, gallecs o catalans. Hi havia set o vuit tallers que els alumnes visitaven rotatorialment com si fossin parades d'una fira de mostres. Un dels tallers el conduïen quatre gitanos, dues parelles de dues generacions diferents. L'objectiu que els gitanos es van proposar va ésser explicar als paios com se sentien ells i elles quan anaven al metge. En un improvisat *rol-play*, monitors i alumnes s'alternaven en el paper de pacient i familiar per un costat i en el de metge i infermera per l'altre. Els gitanos pretenien que els paios comprenguéssim algunes coses, com ara per què tota la família acompanya el malalt i per què sovint no acudeixen a la cita o ho fan a l'hora que volen, no a la pactada. En molts casos van ésser en debades. Els meus companys i companyes pretenien que els gitanos s'adaptessin als costums dels paios perquè «esteu en aquest país», que és tant com dir-los que ells no eren d'aquest país, sinó ciutadans de segona, immigrants a perpetuïtat. *«Estamos en España»* afirmaven indignats quan els gitanos parlaven entre ells en caló o els gallecs i els catalans es dirigien als seus companys en català i gallec en lloc de fer-ho en castellà. L'esquizofrènia va arribar al seu punt màxim amb el taller andalús. Li vaig encarregar a en Manuel, un infermer esplèndid que viu i treballa a Màlaga, excel·lent docent i excel·lent persona. Va centrar el seu taller en el flamenc —disciplina en la qual és un autèntic expert— perquè va considerar que era una de les essències de l'andalusisme. El seu taller va ésser impecable, va aconseguir que els que ens miràvem el flamenc amb un cert distanciament entenguéssim la forta càrrega emocional del seu cant. Deia coses tan maques com «el flamenco no se siente aquí —se senyalava el cap— ni aquí —se senyalava el cor— sino aquí», i es posava el puny a l'estómac. Va resultar que el Manuel no havia nascut a Màlaga sinó a Madrid, i s'havia traslladat a Andalusia d'adolescent. Costa de creure, però algunes andaluses li negaven el dret a fer aquest taller perquè no tenia sang andalusa. No per sabut és menys inquietant, però no hi ha dubte que Hitler tindria molts seguidors si renaixés, i no només entre les capes baixes de la població.

c) La dona del trapezi

En un seminari organitzat per encàrrec de la Federació Espanyola d'Educadors, va venir una artista de circ i va penjar un trapezi d'una biga alta del *hall* de l'hotel d'El Muntanyà. És fàcil d'imaginar la sorpresa dels clients quan entraven a inscriure's i tampoc pot sorprendre la consternació dels alumnes quan la Laura els va dir que qui no pugés al trapezi no aprovaria el curs. Sorprenentment molts d'ells s'hi van enfilar i alguns van aconseguir adoptar una postura mínimament digna. L'eufòria d'aquests era indescriptible. I la metàfora era doble: som (els pacients, nosaltres) capaços de fer més coses de les que creiem, i superar reptes considerats a priori molt difícils acreix l'autoestima enormement.

d) *El taller de càlam*

Un taller que va triomfar ja fa set o vuit anys i que segueix essent estrella en molts cursos és el que en Jordi Belloso es va treure de la màniga un dia. En Jordi és filòleg àrab i parla aquesta llengua amb fluïdesa. Quan té tots els alumnes reunits inicia un discurs en àrab amb veu potent. Al cap d'un parell de minuts el desconcert és absolut, fins que una estona després algú comença a deduir que s'ha presentat dient el seu nom i que està preguntat als alumnes quin és el seu. Aleshores escriu a la pissarra en àrab el nom de cadascú. Sense canviar d'idioma en cap moment, els comença a explicar com s'han de construir un càlam amb un tros de canya de bambú i un cúter, i un cop ho han fet, els fa escriure el seu nom amb tinta xina en una cartolina. La qualitat del càlam, del cúter i del traç de l'escriptura és avaluada pel monitor verbalment i amb gestos, el que sol provocar la hilaritat del personal. En Jordi aconsegueix fer entendre –sense dir ni una sola paraula comprensible– que amb bona voluntat per part de mestre i d'alumnes, i amb l'ús de recursos apropiats, es pot aconseguir un objectiu educatiu, al menys d'habilitat, i qui sap si també cognitiu amb una mica més de temps i usant altres estratègies.

e) *Els nusos mariners*

El meu amic Miquel és pescador al Port de la Selva. És un home força corpulent, ben plantat i afable, amb el cap permanentment cobert per una gorra de mariner que cal suposar que se la treu per anar a dormir. En Miquel és una gran persona, orgullós de la seva feina, del seu poble i de la seva família. I jo tinc el privilegi que em consideri amic seu, de manera que abusant-ne una mica –com solem fer amb els amics– ja fa uns quants anys, en un dels nostres primers seminaris al Port de la Selva, li vaig proposar que ens ensenyés a construir un palangre i a fer alguns nusos mariners. Li devia semblar que estava tocat del bolet però va accedir-hi, no sé si de grat o per disciplina. Només em va posar una condició: que no li fes treure la gorra. El Miquel va optar per la didàctica clàssica, és a dir, fer una introducció teòrica, demostrar com és el que es vol fer, fer-ho fer, corregir si s'equivoquen i –molt important– avaluar al final. Les seves manasses fortes, amples, colrades i carnoses contrastaven amb les de les infermeres, que eren petites, blanques, fines, amb els dits prims, teòricament molt més dotades per fer un nus d'ham que precisa d'una certa habilitat i finesa de moviments. Excuso dir-vos que mentre en Miquel feia mitja dotzena de nusos ben fets i forts, les infermeres es barallaven amb el primer o estaven collint de terra l'ham que els havia caigut de la taula. Finalment van adquirir una certa habilitat i es van posar entusiastes a la feina, competint en equips de sis persones. Al cap d'una estona la majoria estaven literalment eufòriques quan veien que el palangre anava creixent en llargada i miraven de reüll l'equip rival per veure en quin punt estaven. L'autoestima va entrar en caiguda lliure quan el Miquel, amb un somriure, els mostrava que més de la meitat dels nusos no haguessin aguantat la primera travada del peix.

El taller va permetre adonar-se de moltes coses, com ara les diferents estratègies del treball en equip. En aquest camp van guanyar clarament les estratègies d'«especialització jerarquitzada» (uns feien nusos d'ham, els altres nusos del fil de niló amb la guia i una persona dirigia i coordinava el ritme de producció) per sobre de les de «cooperació» (entre tots ho fem tot). Els participants es sorprenien de l'habilitat d'unes mans tan suposadament matusseres (és molt més important l'entrenament i l'habilitat que tenir els recursos idonis) i de la finesa de moviments, donant la sensació que no feia cap esforç (l'eficiència dels professionals ben formats).

f) La ceguesa transitòria

Els que ens dediquem a l'especialitat de la diabetis, amb certa freqüència visitem persones cegues o amb greus afectacions visuals. Alguns de nosaltres, gràcies a les activitats docents de l'ONCE, hem adquirit habilitats mínimes per acompanyar els cecs o per donar-los indicacions precises, evitant dir frases estúpides com ara «una mica més a l'esquerra». La primera vegada que una persona decideix viure tres quarts d'hora com un cec, la sensació és molt impactant. La meva primera experiència va ésser a Grimentz, en un dels seminaris de l'Assal. Proveïts d'un antifaç negre absolutament opac i d'un bastó, calia passejar pel poble, anar a comprar el pa, anar al bar, anar al lavabo, etc., mentre un altre company feia de vigilant perquè no passés res, i en un exercici posterior, l'altre feia de cec i tu de pigall. Els descobriments se succeïen un darrera l'altre: angoixa immediata, inseguretat, por, ràpida percepció d'altres sensacions com els canvis de temperatura a la pell (immediatament sabies si anaves pel sol o per l'ombra), els sorolls (val la pena provar els sons que arribem a percebre quan ens tapem els ulls una estona), la utilitat del bastó, l'absoluta necessitat de confiar en algú, com el company pigall, etc. I tot això sabent que aquella «ceguesa» caducava al cap de pocs minuts. Amb algunes variacions, hem introduït aquests tallers en els nostres seminaris. Sempre ens ha resultat molt impactant, fins i tot per a persones que ja havien passat altres vegades per aquesta experiència. Variants d'aquest tipus de taller són el de la «visió dolenta» (no és el mateix veure-hi poc que veure-hi malament), on fèiem servir unes ulleres especials que fan clarobscurs, deformen les imatges, etc.; el taller de l'«handicap físic» en el qual els participants juguen el rol d'un amputat o d'un paraplègic i han d'aprendre els trucs que els fisioterapeutes ensenyen per poder passar tot sol del vàter a la cadira de rodes o anar a dormir o pujar al cotxe. Són activitats literalment esgotadores i que recomano efusivament per tractar de comprendre què és no tenir una cama o no distingir els objectes a un metre de distància, per posar un parell d'exemples.

Com el lector haurà deduït fa molta estona, tot aquest seguit d'experiències i d'altres de semblants tenen l'objectiu de posar-se en el lloc d'una altra persona, d'una manera més o menys directa o per analogia. El que hem après fa molt de temps és que aquest sistema és molt més eficient que el convencional «jo explico, tu escoltes», tot i que és necessari que alguna persona endreci mentalment aquestes vivències i promogui les conclusions entre tots.

La Federació d'Associacions d'Educadors en Diabetis

A l'inici de la dècada dels vuitanta, els fabricants de tires reactives per determinar al moment l'índex de glucosa a la sang van començar a veure el potencial del negoci. Amb lentitud al principi, però amb força posteriorment, metges, infermeres i pacients ens vàrem adonar de la importància de la determinació rutinària freqüent de la glucosa en sang per millorar el control de la diabetis, a fi de reduir els riscos a curt i llarg termini. El consum d'aquest material creixia de forma espectacular, així com els beneficis, ja que els costos de producció eren irrellevants i les tires –a càrrec de la Seguretat Social des dels primers anys– es venien a unes cent pessetes la unitat. Per tant, no calia ésser un cervell privilegiat en finances per comprovar que invertir en educació de pacients –ajudant els centres que ens hi dedicàvem– tenia una rendibilitat altíssima, que ni la borsa en les seves èpoques més esplendoroses. En Javier Corral, de l'empresa americana Miles, va tenir la brillant idea de proposar a una colla de metges dels anomenats «líders d'opinió» (una collonada de què potser en parlarem més endavant) una reunió de treball al Parador de Segòvia per discutir durant un parell de dies i sota la coordinació del professor Serrano Ríos, la conveniència de crear una societat estatal d'educadors en diabetis. Unes trenta persones ens vam reunir al voltant d'una gran taula amb la finalitat de reflexionar sobre aquest punt i per concretar si valia la pena elaborar un esborrany d'estatuts. Durant la reunió, dues postures eren difícilment conciliables: la que capitanejava el professor M. –vinculat a l'Opus Dei–, que defensava la idea que el més important que havia de tenir un bon educador era vocació, bona voluntat, afecte pels seus pacients, etc.; i la que defensava jo, en el sentit que el que calia era dominar bé la tècnica i les habilitats didàctiques. La discussió va pujar de to, ja que el professor M. defensava valors morals per davant dels professionals, mentre jo m'anava posant cada cop més nerviós. En Serrano aguantava impassible la baralla i ens anava donant alternativament la paraula, fins que se'n va atipar i va deixar anar una frase que he usat infinitats de vegades en les meves classes sobre educació de pacients:

–Yo creo que los dos llevan razón y que no hay tal antagonismo entre técnica y vocación porque, vamos a ver, estoy seguro de que incluso el profesor M. estará de acuerdo con nosotros que en el amor, si no hay una buena técnica, los resultados pueden ser lamentables.

La riallada de l'auditori va tancar la discussió estúpida i la frase ha quedat com una síntesi impecable d'allò que ha d'ésser l'educació: amor i tècnica, repartides al mateix temps i a parts iguals.

La reunió de Segòvia va finalitzar amb un document en què els assistents declaràvem la nostra intenció de constituir una societat professional i reclamàvem de l'Administració les mesures apropiades per professionalitzar aquesta feina mitjançant la creació de places per a infermeria i dotant els serveis hospitalaris de personal suficient per desenvolupar aquesta tasca.

Dos anys després ens trobàvem a Pamplona en el Primer Congrés d'Educadors en Diabetis unes dues-centes persones (metges, infermeres, dietistes, treballadors socials i psicòlegs) procedents de tota Espanya. Les sessions «científiques» eren més aviat fluixes i els grups de treball anaven a cops de xiulet i de consigna. L'inefable professor M. que estava a la seva ciutat remenava les cireres i dirigia l'orquestra. Fins que va venir l'assemblea, de la qual havien de sortir els estatuts de la nova societat.

Presidia un altre cop en *Manolo*, com carinyosament anomenàvem el professor Serrano Ríos. Segurament va creure que seria una sessió plàcida i que en un parell d'hores enllestiríem la feina, però els catalans, que érem una colla important, amb l'ajuda dels bascos vam decidir tocar el voraviu a la parròquia, amb un discurs descaradament polític. Explicàvem que hi havia gent que pensàvem que la nova Espanya de les autonomies havia de fer un esforç i canviar el seu model antic de *sociedades nacionales* per un de federal, més d'acord amb la nova situació política. Aquest canvi permetria una «descentralització autèntica», és a dir, «mossegar la realitat més immediata» —frase descaradament manllevada al Gonçal Lloveras—, «que cadascú s'organitzés segons les seves necessitats autèntiques» i totes aquestes coses que diuen els federalistes. No sabíem com acabaria, però la jugada era divertida perquè si prosperava, seria la primera societat científica federada, com a mínim en el camp de la medicina. No volíeu *café para todos?* Doncs, apa. Disset societats d'educadors —a Catalunya érem els primers, ja que ja la teníem creada— i una junta de portaveus que decidiria un president, un secretari i un tresorer. La major part dels assistents no ho entenia, perquè creien que si els catalans eren més nombrosos, haurien de voler tenir més representants a la nova societat. Es pensaven que els dúiem a l'hort. Fins i tot algú amb més mala bava deia: *«Tanta generosidad de los catalanes me confunde».*

I és que això de les federacions els sonava —exactament com ara— a sànscrit.

S'ha de reconèixer que, amb tots els respectes, no era fàcil imaginar una societat d'educadors a La Rioja, per exemple. Aquest no era el nostre problema, nosaltres volíem que la societat catalana no fos una societat regional sense rellevància significativa en relació amb l'espanyola, i ho vam aconseguir després d'una sessió maratoniana en què en Serrano Ríos només volia que arribés el torn de les votacions: *Pero bueno, ¿votamos o no votamos?* I quin va ésser el resultat? Van guanyar els federals, és a dir, nosaltres. Vaig comprendre els polítics quan, contra tot pronòstic, guanyen una votació al Parlament perquè han estat capaços de convèncer els adversaris o, simplement, perquè els han agafat despistats i amb la guàrdia baixa. Sigui com sigui, aquella nit els catalans estàvem eufòrics.

No recordo si va ésser en aquella mateixa sessió o setmanes després en una reunió del comitè federal, però vaig sortir escollit president d'aquella nova entitat. Amb el meu amic Pep Moreiro, de vicepresident, i una infermera madrilenya d'estil contundent, la María Jesús, vam organitzar els primeres congressos a Madrid, Santiago de Compostel·la i Sant Sebastià, durant el meu mandat. El cert és que la major part dels treballs que hi rebíem eren de molt poca qualitat, així que ens va costar poder dissenyar un programa amb cara i ulls. No obstant això, l'allau d'infermeres que buscaven formació creixia de manera exponencial de congrés en congrés, perquè els laboratoris que fabricaven tires reactives hi abocaven molts diners. Amb el temps, la Federació d'Associacions d'Educadors (FEAED) esdevindria una societat d'infermeria i, des del meu punt de vista, es desvirtuaria la raó fundacional.

També he de dir que personalment crec que tenia molt poc sentit que una societat científica de diabetis no inclogués dins dels seus supòsits l'educació de pacients, així com que els professionals que desenvolupaven aquesta activitat s'apleguessin en una societat paral·lela. La Sociedad Española de Diabetes (SED) ho va resoldre amb la creació d'un grup dependent, Grupo de Estudio de Educación Terapéutica (GEET), però la Societat Catalana de Diabetis (SCD) ho va fer millor encara, perquè va crear una societat única —Associació Catalana de Diabetis (ACD)— que depenia de l'Acadèmia de Ciències Mèdiques (ACMCB), la qual aplega tots els professionals de la salut (infermeres, psicòlegs, assistents socials, podòlegs, metges...) relacionats amb la diabetis. Espero que el lector sàpiga perdonar aquest empatx de sigles i accepti la meva promesa de no tornar-hi mai més.

En els més de vint anys transcorreguts des de la creació de la Federació Espanyola d'Associacions d'Educadors, el desplegament de l'educació de pacients amb diabetis s'ha fet de manera molt irregular en el territori espanyol. Alguns hospitals s'han dotat de personal molt qualificat i s'han organitzat d'una manera diferent a la tradicional, amb un reconeixement indiscutible d'aquest tipus d'activitat. Altres s'han limitat a dir que l'educació de pacients és fonamental —això ho diuen tots— i a maquillar una mica l'activitat biomèdica amb alguna classe de grups de pacients i poca cosa més. En altres llocs les administracions han desplaçat l'assistència dels pacients diabètics cap a l'assistència primària, deixant de banda els especialistes. En aquest cas —amb bon criteri— els generalistes han inclòs l'educació diabetològica dins de l'educació sanitària global dels pacients crònics. S'ha de dir, però, que en termes generals la falta de personal en qualitat i quantitat ha estat autènticament sagnant.

La majoria d'edat de la Federació crec que la vam obtenir el dia que el ministre de Sanitat de l'època –el senyor Ernest Lluch– ens va rebre al Ministeri gràcies a les gestions de la María Jesús. El bon home estava radiant perquè aquell mateix matí, divendres, s'havia aprovat la Llei de Sanitat al Congrés dels Diputats. Ens va escoltar educadament, va fer-nos algunes preguntes pertinents i va prometre que tindria en compte els nostres desitjos que l'educació de pacients es professionalitzés. En acabar la reunió, l'Ernest Lluch em va preguntar si anava a Barcelona i com jo li vaig respondre afirmativament, em va comentar si volia anar amb ell: «Doncs si vol venir amb mi potser hi sortirà guanyant, perquè els divendres... ja sap...».

Formidable! Amb el ministre, cotxe oficial –crec recordar que era un Opel Senator blindat– i un altre cotxe amb els escortes darrere nostre. Com l'avinguda d'Amèrica era un merder colossal i amb prou feines ens movíem, passats uns minuts, el xofer va preguntar: «*Señor Ministro, creo que vamos a llegar tarde al aeropuerto. ¿Qué le parece si procedo a...?*». «*Proceda si no hay más remedio*», li va contestar el ministre.

El xofer va obrir la finestra i va enganxar un llum imantat al sostre, el qual va connectar a l'encenedor. La sirena va començar a udolar i el cotxe va pujar a la vorera del carrer, al voral de l'autopista... Jo estava nerviós pensant tot el que explicaria als meus néts –els meus fills ja eren grans i no s'haurien impressionat– quan en tingués. Vam arribar en cinc minuts al pont aeri, a la sala vip. En aquell moment el ministre em va comentar que el xofer m'acompanyava a comprar el bitllet si jo volia. Quan ja estava a punt de comprar-lo a la taquilla, el xofer em va dir el següent:

–*Hoy el señor ministro viaja en preferente.*

I jo li vaig contestar:

—*Hoy el doctor Figuerola también viajará en preferente.*

De tornada a la sala, un cotxe ens va portar a l'escala de l'avió.

Estava fascinat. Desitjava parlar amb l'Ernest —que em semblava una persona molt cordial i accessible— però al mateix temps em sabia greu emprenyar-lo, per si tenia ganes de llegir o senzillament volia dormir. La hostessa em va ajudar a trencar el gel quan va aparèixer amb l'*Avui* i el setmanari *El Món,* tristament desaparegut. Veure premsa en català a Iberia els anys vuitanta em va provocar un atac d'hilaritat. Li vaig explicar al senyor Lluch —que em mirà encuriosit— que era el primer cop que m'oferien aquesta mena de premsa a Iberia i que això passava aquell dia perquè hi era ell. No s'ho va creure. Em va respondre que la companyia havia canviat molt. Li vaig dir que no voldria molestar-lo però que als polítics que estan dalt de tot en el poder els amaguen part de la realitat. No li va agradar el meu comentari, vaig pensar que l'havia vessada i tractant de treure ferro vaig dir que feia temps que no agafava el pont aeri (¡mentida!). L'home es deuria ensumar que sóc un republicà independentista a qui no agraden els socialistes i, lluny de girar-me l'esquena, va començar a explicar-me històries dels moviments radicals catalans i la seva estratègia. ¡Ho sabia tot! No jutjava, solament explicava fets i persones i algun cop —pocs— va interpretar. Progressivament em sentia més poca cosa. Vaig acabar donant-li les gràcies per la classe i em va mirar complagut i benvolent.

Quan vam arribar al Prat em va portar en el seu cotxe fins al centre de Barcelona. En el moment de baixar del cotxe, em va dir que ho fes lentament, ja que en cas contrari els escortes se'm tirarien al damunt. Mai se m'hagués acudit a mi sol. Mai no havia fet els moviments de sortir del cotxe amb tanta suavitat.

Quinze anys després d'aquesta anècdota, un vespre fred de tardor es produïa una manifestació impressionant per la pau al passeig de Gràcia, poc després que ETA assassinés l'Ernest Lluch. La periodista Gemma Nierga va posar un nus a la gola a tothom amb una frase fora del guió. Jo ja feia estona que contenia les llàgrimes, recordant un dels pocs polítics de primera fila per qui, tot i no coincidir en els plantejaments, sentia admiració i respecte.

Ponències, conferències i comunicacions
a congressos

Quan es treballa en un hospital, com era el meu cas, s'accedeix al món dels congressos de ben jove perquè la carrera professional del metge depèn en bona mesura de les comunicacions científiques que presenti i de les publicacions posteriors que en puguin sortir. Com en tot, és important donar-se a conèixer, per tant, és bo que parlin de tu, encara que sigui de manera negativa. A més, sempre queda bé davant dels amics poder presumir d'anar a congressos –suposo que pensen en les connotacions eròtiques i lúdiques que tenen aquests tipus de jornades, tot i que solen ésser menys rellevants d'allò que la gent suposa.

No puc recordar amb certesa el meu primer congrés ni tampoc la meva primera comunicació científica presentada, encara que és molt probable que fos en una reunió de la Societat Catalana d'Endocrinologia que va tenir lloc a Ciutat de Palma, a l'illa de Mallorca, si la memòria no em falla. El gruix de la concurrència el formàvem els de l'Hospital de Sant Pau i nosaltres, els del Clínic. Per aquella època –mitjan dècada dels setanta– Sant Pau tenia un indiscutible caixet que els del Clínic ni podíem ensumar. Sant Pau era l'hospital de la burgesia catalana, però ja estava en decadència, mentre que nosaltres érem l'hospital dels gitanos i dels pobres de solemnitat –però que agafava importància des de la reforma profunda de l'any 1972. Els dos equips d'endocrinologia –molt nombrosos perquè a aquesta mena de congressos s'hi anava amb la parella i fins i tot amb la família sencera– ens esbatussàvem dialècticament a les sessions i ens miràvem amb recel als actes socials, cadascú de nosaltres atrinxerat al voltant de la seva respectiva taula amb els companys. Em sembla ridícul ara que hi penso! És ben veritat que com menys saps més cretí pots arribar a ésser. Sortosament durant els anys següents, tot i que la rivalitat era saludable i estimulant, cal dir que les relacions entre grups de treball a Catalunya han estat de cordialitat, respecte i molt sovint d'excel·lent col·laboració.

Sigui com sigui, hi vaig fer la meva primera comunicació sota la mirada atenta del meu *jefe*. Nervis, petulància, uns quants pacients analitzats a cuita corrents, diapositives gairebé casolanes i un estudi estadístic impresentable, que la Neus Potau es va encarregar de corregir-me en el moment de la discussió... amb força benevolència per part seva, tot s'ha de dir.

Una altra reunió local simpàtica d'aquesta primera època es va fer a la Universitat de Cervera, de trista memòria històrica per a Catalunya. El fisiòleg professor Segura –que crec que n'era fill– tenia moltes ganes de fer una mena de rehabilitació de les instal·lacions i va organitzar una reunió científica d'un parell de dies que va tenir força èxit. L'ambient era fred i inhòspit, i l'hotel (o millor dit, una fonda), llòbrec i més aviat trist. El més divertit van ser els llits, perquè eren metàl·lics, així que la combinació d'aquest tipus de llits, les parets primes i la fogositat d'alguns congressistes va donar lloc a una nit força sorollosa, que alguns descarats van comentar durant l'esmorzar de l'endemà al matí. N'hi havia que miraven al sostre i fins i tot alguna es va posar vermella.

La primera ponència que recordo en un congrés la vaig fer a València, l'any 1976, en una de les reunions anuals de la «Lucha antidiabética de la Cruz Roja», entitat actualment desapareguda i que tenia clares reminiscències franquistes. La ignorància és la mare de l'atreviment i vaig acceptar com a tema parlar de les alteracions immunològiques a la diabetis, de les quals es començaven a conèixer algunes coses. Amb una revisió bibliogràfica feta a l'antiga, és a dir, passant hores a la biblioteca de la facultat regirant revistes, set casos (set!) de diabetis tipus 1 amb determinació d'anticossos, unes quantes diapositives amb fons blau —que en aquell moment es començaven a fer— i molta, molta barra, vaig preparar vint minuts de conferència, la qual van aplaudir força —angelets tots ells, perquè en devien saber menys que jo—. Vist des de la llunyania, encara m'esgarrifa l'atreviment dels meus vint-i-vuit anys.

El primer congrés internacional a què vam anar era sobre obesitat, a Londres. Entre que no dominava l'anglès i que no coneixia gaire la ciutat del Big Ben, em sembla que només em vaig apropar al Congrés a recollir la documentació. El viatge ens el va organitzar una agència, Turavia, i quan estàvem a punt de tornar, vam llegir als diaris que els *engineers* (crèiem que eren els enginyers, però de fet eren els mecànics) de la British Airways feien vaga i els avions no sortien de l'aeroport. Així que vam tenir dos dies més de turisme per Londres, de franc, ja que havia de pagar religiosament l'agència.

A mida que els coneixements d'anglès milloraven i que jo també era més competent en els temes que es tractaven, l'assistència a les sessions del congrés va augmentar. I no cal dir quan la participació va esdevenir encara més activa amb la presentació personal, i sobretot a càrrec de persones del meu grup, de treballs fets a l'hospital. La gent del meu grup va assolir una notable qualitat en la presentació de treballs a congressos i era un autèntic orgull sentir-se'n una part activa i, posteriorment, durant més de deu anys, com a cap. Les presentacions van esdevenir la nostra autèntica targeta de visita i se'ns reconeixia fàcilment per la qualitat de les diapositives, la precisió en el text i la qualitat d'una oratòria que era austera, però al mateix temps convincent i lleugerament brillant. Entrenàvem les presentacions –en dèiem «prèdiques»–a la nostra aula i acceptàvem de bon grat les crítiques dels companys, perquè sabíem que això millorava el producte final. Sempre he tractat de transmetre el meu ferm convenciment que forma i fons són igual d'importants, explicant a qui m'hagi volgut escoltar que el peix pot ésser molt fresc però si està posat de qualsevol manera a la panera de la botiga, és molt més difícil vendre'l. Sembla mentida que una cosa tan òbvia com aquesta hi hagi gent que la menyspreï i consideri que la ciència no necessita un mínim embolcall per lluir-se.

En els congressos de biomedicina, una comunicació és molt diferent d'una ponència. El lector que ja ho sap em perdonarà unes ratlles per explicar-ho als que ho desconeixen. La comunicació és el resum d'un treball que el congressista proposa al comitè organitzador del congrés. Aquest resum –internacionalment conegut com a *abstract*– s'envia sense firmar al comitè científic del congrés, que és qui decideix si s'accepta o no i també decideix moltes vegades si s'accepta com a comunicació oral o va a pòster, és a dir, que s'exhibirà el treball en un plafó de dimensions generoses durant unes hores. La ponència –sovint anomenada conferència– pot ésser aïllada o bé format part d'un *panel* o una taula rodona de diferents persones que discuteixen aspectes d'un tema comú. En tot cas, el *panelista* o el ponent o el conferenciant són persones a les quals l'organització del congrés convida. És fàcil d'entendre que quan ets jove –excepte que siguis molt espavilat, però aquest no era el meu cas– hi vas sempre de «comunicador» i que la progressió d'aquesta categoria a la de conferenciant segueix un camí paral·lel al pas de cabells negres a blancs. A aquestes alçades de la meva carrera, de tant en tant encara presento alguna comunicació, suposo que per conservar els escassos cabells negres que em queden. Però el que sí que faig usualment són conferències i ponències.

De ponències n'hi ha hagut de tots colors. Per exemple, fa uns anys em van convidar a Bòston a un congrés monstre (més de cinc mil inscrits) de la indústria farmacèutica. És cert que hi havia força sessions simultànies, és a dir, que es tractaven temes diferents en espais diversos, però la realitat pura i dura era que el 90 % dels inscrits se n'anaven a fer turisme. El dia del nostre *panel* hi havia onze persones a l'auditori, de les quals quatre estàvem dalt de la tarima. Jo no ho he viscut, però expliquen que en un congrés que va tenir lloc a Tenerife es van haver de suspendre algunes sessions perquè a la sala no hi havia ningú.

Fa una pila d'anys, a Madrid, en Serrano Ríos va organitzar una de les seves jornades preferides sobre diferents aspectes de la diabetis. Hi va convidar en J. Ph. Assal, que pocs dies abans va declinar la invitació, telefonant-me prèviament a mi i demanant-me que ho fes jo. A mi ja m'agradava la idea de fer-ho, però l'organització va preferir que ho fes el professor M., el meu amic de l'Opus Dei de qui he parlat ja dues vegades.

L'inefable professor no va parlar d'allò que li tocava, sinó que es va passar tota la conferència parlant de *«mis amigos los diabéticos»* en una actitud paternalista que odio fins al moll de l'os. Seguint l'estructura de la sessió, em van donar uns minuts per discutir la conferència (en realitat me'ls havien donat per discutir la conferència del professor Assal) i vaig començar a parlar, una mica enrabiat, dient: «*Señor presidente, señoras, señores: debo empezar confesándoles que mis amigos se llaman* –i mirava les files d'oients que tenia al davant– *Albert, Conxa, Teresa, Isaac, etc., y que los diabéticos son las personas gracias a las cuales me gano la vida como la mayoría de los que estamos aquí*». El rebombori va ésser notable. En acabar, mentre recollia els meus papers, vaig sentir una vella glòria madrilenya com li deia al seu veí: «*A este Figuerola no se le debe invitar nunca más*».

L'aparició dels ordinadors portàtils i els programes informàtics per fer presentacions ha revolucionat totalment les conferències. No fa més de deu anys, unes setmanes abans de la prèdica calia preparar el material per fer diapositives, portar-ho al fotògraf, creuar els dits perquè no s'equivoqués o tingués algun accident tècnic i finalment anar-ho a recollir o enviar-hi un missatger. A banda que una bona presentació constituïa un pressupost en fotografies gens menyspreable, la ponència quedava «tancada» uns dies abans, en el moment de portar les diapositives al fotògraf, de manera que ja no s'hi podia afegir res més que fos gràfic. Ara el Harward Graphics o el PowerPoint permeten anar construint la presentació a estones, retocar-la sempre que es vulgui, afegir-hi imatges d'arxiu o d'internet en pocs segons, posar-hi música i, si m'apuren, retocar-la a l'avió o a l'hotel durant les últimes hores. Això fa que les presentacions tinguin ara molta més qualitat, però també paradoxalment té la culpa que es dediqui més temps a fer-les. Almenys això és el que ens passa a perfeccionistes i neuròtics obsessius com jo que, com alguns pintors, mai no donen el quadre per acabat.

Hi ha algunes presentacions per les quals sents un orgull immens. Quan veus que l'auditori et mira amb simpatia, assenteix amb el cap a les teves frases i comparteix el teu sentit de l'humor, t'envaeix una eufòria autèntica. El perill en aquestes situacions és que es disminueix el sentit del ridícul i s'improvisen comentaris agosarats –justament el que li passa a un amic meu–. Aquest amic una vegada va presentar un nan per hipotiroïdisme congènit a la sessió general dels divendres de l'Hospital Clínic. La fotografia mostrava un home de mitjana edat, nu de cos sencer, amb una alçada de 130 centímetres, aproximadament. En proporció a l'alçada, els seus atributs masculins eren de dimensions importants i presidien la diapositiva d'una manera evident. Veient que la gent feia barrila, no se li va ocórrer res més que dir: «Els meus companys del Servei d'Endocrinologia opinen que aquest home s'ha quedat petit pel dèficit de tiroides, però a mi em sembla que és obvi que la causa és que li pesaven massa els ous». La fila dels residents, l'última, va riure amb ganes, mentre que alguns catedràtics a primer rengle feien cara de pomes agres i la resta d'assistents no sabíem de què patíem més, si de ganes de riure o de vergonya aliena.

La inclusió de fragments musicals a les presentacions ja ve de lluny. Un cop més, em sembla que va ser l'Assal qui va tenir la valentia de començar a fer-ho. Ara ho fem gairebé tots els que parlem d'educació de pacients. A vegades la peça triada o l'artista escollit serveixen per fer una analogia o una metàfora amb allò que s'està dient, altres vegades és senzillament un *break* que permet baixar la fatiga i recuperar l'atenció després. Més d'un cop he fet servir l'Ella Fitzgerald, que va morir amputada de les dues cames a causa de la diabetis mal cuidada o la Victòria dels Àngels, que va haver de fer front a moltes adversitats personals. La primera em serveix per recordar als companys la necessitat de «seduir» els nostres pacients a portar-se bé, tot respectant la seva llibertat de no fer-ho; la segona em permet insistir en la importància de la professionalització, la qual ajuda a continuar essent eficient, fins i tot quan l'estat d'ànim en un moment determinat és dolent.

Ensenyar els nens

Tinc força pacients que són mestres i puc assegurar que m'inspiren tota mena de sentiments, menys el de l'enveja. A més d'un —normalment una— els he hagut de recomanar la baixa laboral, i fins i tot que es busquessin una feina diferent. No és cap secret que actualment l'índex de depressions i neurosis entre aquest col·lectiu és escandalosament alt i sembla que no s'atura. Crec que actualment donar classes a nens i, principalment, a adolescents és una autèntica proesa pagada a preu de saldo.

Els canvis s'estan produint a tal velocitat que no hi ha entrenament que valgui, perquè moltes de les coses —i no solament coneixements, sinó també algunes actituds— que són vigents ara ho deixaran d'ésser en poc temps. Per tant, l'única preparació possible seria l'entrenament per al canvi, sense precisar ni tan sols en quina direcció. Com succeeix amb els nois i les noies que diuen que no se'ls ha de preparar per adquirir una gran quantitat de coneixements —els quals quedaran obsolets ràpidament— sinó en la capacitat de seguir aprenent, els mestres s'han d'entrenar per seguir entenent. No sé si la frase que es podria aplicar a uns i altres és que el que cal és mantenir una curiositat permanent respectuosa. I la resta són romanços. Sigui com sigui, despatxar-ho en quatre frases és molt fàcil, arremangar-se cada dia ha d'ésser molt complicat.

La meva col·laboració com a docent a les escoles ha estat mínima i no per falta de ganes. He de dir que més d'una vegada m'he imaginat a mi mateix fent classe sobre temes d'iniciació a la medicina en un institut. I és que jo crec que si som honestos, els que estimem l'ensenyament hem de confessar que, com a conseqüència de la nostra timidesa, som una mica exhibicionistes... o histriònics. Per tant, fem com els actors, que es deleixen per pujar als escenaris siguin els que siguin, des dels grans auditoris fins als teatrets de poble. Per això, quan la meva germana Elisabet –que treballa de coordinadora al Thau– em va proposar fer una classe a la seva escola sobre la diabetis, aprofitant que TV3 feia la Marató sobre aquest tema, vaig dir que sí. Sense reserves. Després em va agafar el mal de panxa, però ja no podia dir que no.

Vaig arribar a l'escola amb força temps. Gat vell com sóc, volia veure l'aula, la col·locació de la llum, on eren els endolls, provar els recursos tècnics, etc. L'aula no era cap meravella, ja que era estreta i força llarga, sense inclinació, de manera que era gairebé segur que els de les últimes files no veurien la part baixa de la pantalla. Els llums tampoc estaven sectoritzats, és a dir, que no es podia deixar la major part de la sala il·luminada amb la part davantera més fosca per poder llegir la pantalla. I, finalment, feia calor, o al menys jo en tenia. En conclusió, que no em sentia gens confortable i començava a pensar allò tan clàssic en aquestes circumstàncies: «Qui dimonis t'ha manat que acceptessis de venir aquí?». «No en trauràs ni un duro i encara pots acabar perdent prestigi, si més no entre les mestres. I pots fer que la teva germana quedi malament. Refot, quin negoci!»

Els nois i noies anaven entrant, fent soroll, a l'aula, i les mestres els col·locaven seguint no sé quina estratègia. En passar per davant meu em miraven, alguns descaradament, altres de reüll. Eren un total de seixanta o setanta nois i noies entre dotze i catorze anys. Hi havia força renou abans de començar, com a les sessions d'estrena dels teatres. Si fossin adults, hagués dit que era expectativa, però en aquest cas no tenia ni idea que significava aquella remor de fons.

Una mestra de les que manaven em va presentar. Em va fer la impressió que no sabia gaire del ponent i ho va despatxar per la via ràpida sense gaires compliments. No vaig saber com lligar la presentació amb el començament de la meva prèdica, de manera que vaig començant dient que em sentia molt content pel fet d'ésser allà, però que estava una mica preocupat, i fins i tot nerviós –vaig afegir–, perquè no tenia experiència fent de professor amb gent jove com ells i no sabia si els interessaria el tema i el meu discurs. Els vaig convidar a interrompre'm si volien fer alguna pregunta o demanar-me algun aclariment. He de confessar que en aquest moment no recordo de què vaig parlar ni com ho vaig engiponar, però sí recordo que entre la meva prèdica i les seves preguntes vam estar-hi uns quaranta-cinc minuts, un temps raonable. Em va semblar que a l'aula hi havia força silenci –per gent d'aquella edat– i vaig tenir la sensació d'estar entre gent de casa bona, educada, culta, respectuosa i feliç... que diria l'Espriu. Vaig acabar força cofoi, sobretot després de sentir uns aplaudiments que vaig voler creure que no eren consignes de claca. Quan recollia les meves notes, se'm va acostar un vailet molt seriós i em va dir: «No et preocupis, que encara que no tinguis experiència ho has fet bastant bé. Jo crec que pots seguir donant classes».

He recordat l'anècdota just l'endemà de fer un curs –als meus cinquanta-vuit anys i després de més de trenta anys de fer tot tipus de classes– precisament sobre «Com ésser un bon comunicador en públic». El curs el feia la senyora Núria V., directora d'una empresa que es dedica a assessorar en aquest tema. Jo era el més vell de tots i entre els meus dotze companys n'hi havia quatre que havien estat alumnes meus a la Facultat durant els anys vuitanta. Evidentment, em van reconèixer ells a mi i no a l'inrevés. La meravella va ésser que una de les assistents –Assumpta R.– em confessà que va ésser ella qui va escriure a l'avaluació del curs 1987-1988 aquella frase de *«qué hace un chico como tú en un lugar como este»*. Gairebé m'emociono.

La professora ens va donar algunes indicacions generals i ens va convidar que ens enregistréssim en vídeo i després analitzéssim conjuntament l'experiència. Jo vaig decidir explicar als meus companys els primers minuts d'una classe que havia fet a Madrid als residents d'endocrinologia de tota Espanya. Em va semblar que la tenia ben estructurada, que les pantalles del PowerPoint eren de qualitat, que la meva explicació tenia bon ritme i era capaç de promoure la participació, etc. Quan em vaig veure en el vídeo minuts després –i no era pas la primera vegada que m'observava fent classe– em va caure l'ànima als peus: tenia un posat massa seriós, els braços encreuats sobre el pit, recolzava el cul a la vora de la taula (em feia mal l'esquena però no ho havia explicat prèviament)... tot plegat tenia un aire indolent que en absolut era el que volia transmetre. No calia que em renyessin, ja que ja em vaig adonar que allò no estava bé. Segurament l'únic punt on no vam coincidir és en l'anàlisi que ha fet que recordés la classe de Thau. La Núria deia que no s'han de confessar les pròpies debilitats (com ara dir «estic nerviós» o bé «considero que no sóc la persona idònia per tractar aquest tema» o com l'altre dia, «sóc només un metge clínic amb esperons, però no sóc un pedagog ni un comunicòleg»). A mi em sembla tot el contrari. Baixar les expectatives de l'auditori és bo, sobretot si s'està convençut —com n'acostumo a estar jo, superb impenitent— que es porta bon material i es farà una bona exposició. Si amb aquesta estratègia algú es queda amb la idea que no sóc un professional, sinó un afeccionat, de veritat que m'és indiferent.

Educar el gos

Fins ara he tingut quatre gossos, la *Neira*, la *Negra*, la *Drissa* i l'*Espi*. Tres gosses i un gos, per aquest ordre cronològic. Aquest predomini del sexe femení no ha d'estranyar, de fet és una constant en el meu entorn: tinc tres germanes i un germà; dues filles i un fill; tres nétes i un nét i, a la feina, quatre companyes i un company. Per tant, és evident que per coherència tocava tenir més gosses que gossos.

He de dir que els animals domèstics m'han agradat sempre i, especialment, els cans. A aquesta afició hi podia haver contribuït l'avi Josep F., amb qui vaig conviure intensament fins que vaig complir set anys. L'avi estimava molt els animals, així que a la casa on vivíem al passatge Alió sovint hi havia gats i sempre hi havia canaris. Recordo l'avi en l'operació sistemàtica de netejar la gàbia, bufar suaument sobre el mill perquè les cloves marxessin, canviar l'aigua de la banyera —els canaris es banyen quan fa calor— i no oblidar-se mai de posar una fulla fresca d'enciam entre els barrots. Mentre feia això sempre li parlava al *Toti* i aquest sovint li responia amb algun refilet.

Des de petit he tingut dues fal·leres molt potents. Una la del gos, de la qual continuaré parlant més endavant. L'altra, la del vaixell a vela, de la qual, encara que ara no toca parlar-ne, el lector benèvol em deixarà dir només que n'he tingut tres, curiosament (perquè gairebé la gran majoria d'embarcacions tenen noms femenins) en aquest cas dos «mascles», *Eixerit, Ulisses* i una «femella», *Carolina*.

Mentre que tenir un vaixell precisa tenir els diners suficients i l'aprovació de la parella si no vius sol, tenir gos només demana la benedicció de la mestressa de casa, perquè de diners en costa pocs. Però la benedicció de la mestressa pot ser molt i molt difícil d'aconseguir. Recordo que quan era nen em va costar Déu i ajuda que la meva nova mare —«adquirida» als set anys quan el meu pare es va tornar a casar— acceptés un cadell de gos. Després de molt pidolar, un dia va aparèixer el meu pare amb una gosseta de color gris de poc més d'un pam de llarg, que semblava de peluix i es deia *Perla*. Devia fer totes les trapelleries pròpies d'un cadell —fer malbé la roba estesa, estripar papers, fer les seves necessitats dins el pis, etc.— i la pobra bèstia va acabar a la Protectora d'Animals poques setmanes després d'haver arribat a casa, amb gran desconsol per part meva. No és difícil imaginar qui la va enviar a l'exili. El que recordo més dolorós és que als meus vuit anys em sentia culpable de les maleses domèstiques que feia l'animal perquè «jo» l'havia volgut tenir. Aquest sentiment de culpa el reviuria un parell d'anys després amb una altra història d'aquelles que deixen marca. S'acostava Sant Joan i vaig demanar si podíem comprar coets i petards. Generós com era, el pare em va donar uns quants bitllets. Vaig tornar a casa més content que un gínjol, amb un bon feix de coets, que el bon home s'encarregava de tirar al cel de la Diagonal des del balcó, agafant-los amb la mà, que és allò que tots els adults haurien de saber que no s'ha de fer. Després de mitja dotzena de llançaments, un coet li va explotar directament al palmell de la mà.

La ferida i la cremada van ésser importants. Recordo la sang que degotava a terra, els xiscles de la meva mare i la seva germana, les corredisses pel passadís per curar-lo... El pare va anar amb la mà embenada una colla de dies. Com de les malifetes de la *Perla* un parell d'anys enrere, de la cremada de la mà del meu pare jo també em vaig sentir responsable per la meva fal·lera pels petards. No obstant això, cal precisar que algú va fer-me'n sentir responsable, quan de fet allò era un accident que els adults podien haver evitat perfectament amb una ampolla de xampany sobre la barana del balcó i una metxa llarga. Encara ara em cou el sentiment de la injustícia. Que indefens es troba un infant i quant de mal se li pot fer amb la paraula!

No sé si tot això que acabo d'escriure tocava, però com diuen al programa televisiu *Polònia:* «Algú ho havia de dir». Si tornem al tema dels gossos, la *Neira* va entrar a casa quan l'Olga —la meva filla gran— tenia un parell d'anys, és a dir, a finals del 1973. La seva mare no tenia cultura familiar de gos i crec que tampoc hi tenia cap tirada especial, però en algun dels seus llibres moderns de pedagogia havia llegit que la convivència amb els animals era molt bona per a l'educació infantil, així que aquesta suposada evidència científica va ésser definitiva perquè accedís als meus precs de tenir gos. La *Neira* —nom amb referències gallegues, com de fet ho eren els seus primers amos, els qual la van donar perquè se n'anaven a viure a Xile— va entrar a casa amb cinc mesos d'edat. Controlava els esfínters i crec recordar que l'adaptació al pis va ésser relativament fàcil. Era un cocker spaniel amb pedigrí i tenia molt bona estampa, feia pensar en la *Dama* de la pel·lícula de Walt Disney. Amb l'Olga van establir una relació de companyonia molt maca. Compartien el menjar, el jaç i a vegades el xumet.

Jo no sabia massa com educar els gossos, més enllà de les quatre vaguetats que tothom repeteix, de manera que em vaig comprar un llibre que parlava de l'ensinistrament d'aquests animals i de les característiques específiques dels cocker. L'animal va resultar molt llest, va esdevenir molt obedient i ràpidament va aprendre un munt de coses. Recordo alguns principis bàsics en l'educació dels gossos, els quals he aplicat en l'ensenyament de tots els que he tingut. La primera idea és que l'animal vol complaure l'amo i busca la seva aprovació, per tant, s'ha de fer reforç positiu de la conducta apropiada mitjançant la llaminadura i la moixaina. La segona és que no se l'ha de pegar mai, m'atreviria a dir que per raons ètiques, però també pràctiques, ja que el gos bastonejat serà sempre un animal desconfiat. La tercera és que la família on viu és la seva camada, no distingeix en aquest aspecte els components de quatre potes dels de dos. És l'animal qui decideix a qui accepta com a líder, que no necessàriament és qui li dóna el menjar. Diuen que el cap de colla acostuma a ésser l'home de la casa, però no n'estic segur. En el meu cas, en tots els gossos excepte la *Neira*, la líder de la camada ha estat la mestressa de casa. Un altre aspecte que em va semblar molt important és entendre que el gos és un animal fortament socialitzat i que precisa del contacte físic amb els altres cadells i amb el líder de la camada. L'home té mans i el pot acaronar, però ell no en té prou tocant-te amb la seva pota i li cal llepar-te, fet que diuen els experts que se'ls ha de permetre.

S'ha de dir que de tots els gossos que he tingut, la *Neira* ha estat l'única que he aconseguit que caminés deslligada al meu costat, exactament al meu pas, impertèrrita a allò que li poguessin dir els vianants. També s'ha de dir que l'instint caçador feia que «marqués» les preses —els coloms de Barcelona la fascinaven—

aixecant la pota davantera dreta i quedant-se completament estàtica. Aleshores li feia alguna moixaina, la felicitava i generalment seguia caminant al meu costat tota cofoia, amb la satisfacció de la feina ben feta.

Un matí de diumenge em vaig distreure al carrer Mandri parlant amb un veí i l'animal, que havia ullat un colom a l'altra banda del carrer, va creuar rabent al mateix moment que baixava el 14 amb una bona arrencada. El drama estava servit i no vaig poder fer altra cosa que tancar els ulls. Es va sentir una xerricada de frens terrible i quan vaig tornar a mirar, la *Neira* estava sana i salva a l'altra banda. Vaig posar les mans en posició de pregària, vaig abaixar el cap i em vaig adreçar al conductor del autobús, però la resposta que em va dir la vaig trobar impagable: *«Yo también tengo perro y jamás atropellaré a uno mientras pueda»*. No obstant això, va afegir que no m'oblidés mai més de lligar la gossa i que ella i jo havíem estat de sort que l'únic passatger de l'autobús –és l'inici de trajecte– anés assegut. Amb la frenada que va fer, si hagués anat dret, s'hagués enclastat al vidre de davant.

La *Neira* va tolerar raonablement l'aparició posterior de dos competidors més, en Pere, nascut l'any 1973 i la Joana, el 1976. No era un animal que li agradessin les criatures –cap cocker ho és, que jo sàpiga– però no els va mossegar mai, ni crec que arribés a marcar-los si l'emprenyaven molt. S'ha de dir, però, que era una mestra per avisar que estava al límit de la tolerància. Arrufava el morro per un costat i feia un lleuger rondineig per deixar ben clar que s'estava traspassat el límit i, per tant, que podien haver-hi conseqüències. Va mossegar dos cops, un a una companya meva de feina que s'ho va guanyar a fons per emprenyadora, i l'altra a una nena que corria per davant la casa dels meus sogres a El Muntanyà. Per sort, la mossegada no va passar d'una marca sense sang a la panxa i el pare de la nena s'ho va prendre insòlitament bé... molt millor de com m'ho hagués pres jo en una situació idèntica.

La *Neira* era una bona navegant com ho van ésser les altres gosses –del poruc de l'*Espi* ja en parlaré properament– i venia sempre quan sortíem amb l'*Ulisses*, la nostra família i la d'uns amics. A l'hora de preparar el sopar, quan feia fred i no podies estar-te a banyera, la cabina del trenta-u peus semblava la cabina dels Marx amb quatre adults i quatre nens tractant cadascú de trobar un parell de pams quadrats útils. Amb això vull explicar –que no justificar– que sovint en aquestes circumstàncies deixéssim la gossa –pacífica i fidel com poques– al moll fins a l'hora de donar-li el sopar i anar-nos-en a dormir. Aquella trista nit la gossa no va respondre als nostres crits quan va ésser l'hora de plegar. Vam buscar-la a l'aigua, vam revisar tots els molls del port del Masnou, vam resseguir un bon tram de la via del tren i de la carretera. Absolutament estèril. Una parella de guàrdies civils que ens observaven es va acostar. Quan els vam explicar la història, ells ho van tenir clar. Ens van explicar que hi havia un grup de gitanos que es dedicava a robar gossos de raça (faltaven encara molts anys per al descobriment del xip!) per vendre'ls. Mai no vam saber si era veritat o responia a l'ancestral relació amistosa entre gitanos i tricornis, però el fet és que la *Neira* no va aparèixer mai més.

A la dona i a mi encara se'ns trenca el cor quan recordem la pena dels nens i com, durant les setmanes següents a la pèrdua de la gossa, cada cop que trucaven a la porta de casa sentíem un o altre que deia «potser és la *Neira* que ens la tornen!».

El meu germà, que és el padrí de la filla gran, va tenir la pensada de regalar-li per Reis un gos, el qual havia recollit de la Protectora d'Animals. No ens vam fer pregar gaire, de manera que així va ésser com la *Negra* va entrar a les nostres vides. Tenia un parell d'anys i havia parit feia relativament poc. Era tota ella de color negre, amb un pèl moixí a causa de la malnutrició, prima i amb l'aspecte típic de l'animal maltractat. Ens la vam fer nostra en poc temps i va resultar la bèstia més fidel que hom es pugui imaginar. En algun lloc del cervell d'aquests gossos ha de quedar gravada de manera permanent l'experiència d'haver estat abandonats, perquè senten pànic a quedar-se sols (i no diguem en llocs desconeguts). Les destrosses que ens va fer al pis quan havíem de deixar-la sola algunes estones no eren altra cosa que por, una autèntica por cerval a tornar a quedar-se sense la seva camada.

La *Negra* va atorgar a la mestressa de casa el rol de líder, rol que ja no li prendria cap dels gossos posteriors. La bèstia sempre anava al davant i al darrera de la mestressa, amatent a qualsevol indicació per part seva i molt pendent de si marxava de casa sense endur-se-la a passejar. La seva fidelitat va ésser absoluta, d'aquelles de conte de Nadal. S'hagués deixat matar per la pertinença al clan.

Atès que a finals dels vuitanta no teníem prou feina —tres *teenagers* a casa, la dona fent de mestra *full-time*, jo encara fent guàrdies a l'hospital, etc.— ens va semblar que seria una experiència interessant creuar la *Negra* i fer-la parir. El pare va ésser el *Pims,* un grifó preciós del meu germà. La *Negra* va tenir sis cadells, que van néixer de matinada al plat de dutxa, adequadament habilitat, del petit pis de Ciutat de Balaguer. Vaig fer de *palanganer* i vaig ajudar la mare a reanimar l'últim cadell que va néixer apneic, però se'n va sortir. Les sis o set setmanes següents a l'esdeveniment són fàcils d'imaginar. Quan els menuts van obrir els ulls i van decidir començar a explorar el passadís, allò va ésser can pixa i rellisca, frase feta que poques vegades haurà resultat tan exacta.

Tots els cadells estaven adjudicats, de manera que a partir de les vuit setmanes van anar passant a recollir-los per casa els seus flamants nous propietaris. Coneixíem tothom i sabíem que eren persones que estimaven els animals i no els tractarien com a mascotes per jugar. Va quedar finalment una femella preciosa –el meu esperit poètic em fa creure que era la que no respirava en néixer, però això no sé sabrà mai del cert– que en principi l'havíem reservat per a la nostra assistenta domèstica. Ens la vam acabar quedant. Podria dir que la senyora Marisa –que així es deia la bona dona– no estava prou convençuda, però seria mentida. El cert és que estàvem enamorats d'aquella boleta peluda, així que no la vam voler donar.

La batejàrem amb el nom de *Drissa,* inaugurant així una llista de noms mariners amb què seguirem anomenant les nostres futures mascotes si tot va bé. A diferència dels altres gossos, la *Drissa* va néixer, es va criar, va procrear i va morir a casa. Va ser, doncs, l'animal més urbà de tots, naturalment el més estimulat i crec que també el més llest. Mare i filla –*Negra, Drissa*– van conviure força temps, com a mínim cinc anys, i l'educació de la *Drissa* la vam compartir nosaltres amb la seva mare, que sempre va dominar la relació i en tot moment li indicava quin era el seu lloc. Com li succeeix al germà petit quan en té un de més gran i manaire, la *Drissa* va desenvolupar una habilitat especial per escapolir-se del control matern, així que aconseguia tot sovint fer el que li donava la gana.

La fidelitat de la *Drissa* a la mestressa encara va ésser més proverbial que la de la *Negra,* si és que això és possible. Quan tenia un parell d'anys, la vam creuar amb un gos d'atura preciós, d'un amic nostre que tenia una casa a Valldoreix. L'experiència sensorial devia d'ésser molt impactant, perquè acabat l'acoblament, la *Drissa* va venir al jardí on érem nosaltres prenent cafè, esverada i exultant, disposada a explicar el que li havia passat amb tota una llarga sèrie de registres sonors diferents.

Va parir set cadells, però no a casa, sinó a la clínica, perquè a les cinc de la matinada no parava de gemegar i vaig haver de trucar al veterinari. La conversa va ésser surrealista perquè jo li deia que em semblava que el primer fetus no estava encaixat a la pelvis, que és el que fan els fetus humans abans de voler sortir pel canal del part.

–Què cony diu? –em va etzibar.

–Perdoni, és que sóc metge... Ginecòleg no, però em sembla que això no va bé.

–Au va, vingui cap aquí amb la gossa, que segurament serà malcriada.

Ho era, perquè ens va assegurar que no havia vist mai una gossa tan histèrica com la *Drissa* en el moment del part. Va tenir set cadells. Primer semblava que allò no anés amb ella, però després els va cuidar amorosament, amb permís de l'àvia, que també volia col·laborar en l'alletament dels nadons, perquè insòlitament la *Negra* també tenia llet. Van ésser unes setmanes complicades perquè les dues femelles s'havien enganxat diverses ocasions amb baralles autènticament terrorífiques.

La *Negra* va acabar en un quadre clínic idèntic al de la demència senil humana quan tenia al voltant de quinze anys. La vam sacrificar, tristos però contents perquè havia complert un cicle vital. La *Drissa* va morir més jove, al voltant dels deu anys, amb un càncer de mama intervingut en dues ocasions i plena de metàstasi. La bèstia patia però tenia el cap ben clar. Vaig ésser jo qui la dugué a l'eutanàsia i encara ara se m'humitegen els ulls quan escrivint això hi penso. Amb quina expressió em mirava mentre li posaven la injecció per adormir-la definitivament!

Cap al canvi de segle, el niu familiar va quedar definitivament buit. La filla gran s'havia casat feia poc, la petita parava més a fora que dintre de casa i poc després el noi ens va comunicar que se n'anava a viure amb la seva parella. Sense que se'ns enfadi més de l'estrictament necessari, hauré de dir que de fet l'*Espi* va ésser el substitut d'en Pere, fins al punt que alguna vegada li hem confós el nom al gos (sortosament, al fill encara no li hem dit mai *Espi)*.

Des de la meva butaca preferida, l'*Espi* em mira de reüll mentre escric amb l'ordinador portàtil aquest capítol. Aviat farà onze anys, perquè el vaig comprar per Nadal de l'any 2000, quan ja havia passat el set mesos primers mesos de vida a casa del criador, a Santpedor. És un basset grifó, *vandé* en la denominació dels francesos que van ésser els que van crear aquesta raça a finals del segle XIX. De mida mitjana –pesa uns tretze o catorze quilos– és un caçador excel·lent segons diuen els experts i, de fet, ens l'han festejat més d'un cop per endur-se'l de cacera. Té un salt en suspensió característic que li permet, tot i la seva pota relativament curta, veure-hi per sobre els matolls baixos quan salta d'aquesta manera.

Quan va arribar a casa defugia qualsevol contacte amb els humans, de manera que quan t'hi acostaves per poder parlar amb ell, es tirava enrere progressivament, mantenint sempre la distància. Ens vam amoïnar i vam començar a pensar que havíem comès un error greu per agafar-lo tan gran, ja que és sabut que la socialització la fan els primers mesos de vida i el pobre gos havia viscut en una gàbia amb els seus germans, els quals s'havien venut d'un en un (quan me'l vaig endur només hi havia l'*Espi* i una femella). Sortosament, en poques setmanes, la situació va canviar radicalment, però ens feia tanta pena la seva fragilitat que li ho permetíem tot, el que se'n diu tot, perquè se sentís estimat i part activa de la seva nova camada.

És curiós constatar que hem educat els néts amb el mateix rigor que els fills, mentre que hem educat l'últim gos amb una permissivitat escandalosa en relació amb els primers. Probablement és per això que em mira foteta des de la meva butaca preferida, on amb el seu permís faré la migdiada després de dinar. L'*Espi* ha resultat extremadament tossut —sembla que és una característica d'aquesta espècie—, però obedient i molt afectuós. L'arribada a casa de qualsevol amic o membre de la família és sempre celebrada amb mostres de gran entusiasme. Aguanta les estirades de pèl de la néta petita de manera força raonable. Es deixa fer petons —als quals correspon amb una llepada al nas— per les dues nenes petites, que literalment l'adoren. Tot amb tot, fem sempre cas d'una de les recomanacions sagrades pel que fa als gossos: no deixar mai un mascle sol amb una criatura, i molt especialment si la criatura també és mascle. Un gos és un gos i s'ha d'evitar «humanitzar-lo» qualificant la seva conducta amb paràmetres humans.

L'*Espi* té por —terror— als petards i les tempestes. Sent els trons molt abans que nosaltres i indefectiblement comença a tremolar. Sovint —sobretot si no hi som— acaba dins la banyera de casa, on deu sentir-se més protegit. Quan veiem el futbol a la televisió també fa un reflex condicionat, ja que quan sent la veu d'en Puyal cantant els gols del Barça es posa a tremolar, tement els petards de celebració que en determinades efemèrides segueixen els gols. Una altra de les seves pors és l'escora de navegació. A partir d'una certa inclinació es posa molt nerviós, no sap on posar-se i no para de gemegar i bordar. És interessant perquè el seu criteri coincideix plenament amb el de la mestressa: tots dos tenen definit quin és l'angle d'escora raonable i que el patró no ha de sobrepassar mai. I totes les explicacions meves sobre la seguretat del vaixell i la necessitat de l'escora per mantenir el rumb no serviran per convèncer cap del dos. Un perquè no pot entendre'm, l'altra perquè un cop més posarà en evidència que davant dels sentiments —la por, en quest cas— no hi ha raons que valguin.

EDUCAR ELS FILLS, EDUCAR ELS NÉTS

Ningú no està segur d'haver educat bé els seus fills, però sí que n'està d'haver-ho intentat de la millor manera possible. Els de la meva generació quan érem pares solíem ésser força estrictes amb els nostres nens i al mateix temps crítics amb nosaltres mateixos, i ens preguntàvem sovint si ho estàvem fent bé. És possible que m'equivoqui, però tinc la sensació que els pares d'ara no estan tan amoïnats per aquest fet. Que la relativitat dels conceptes i creences guanya terreny a gran velocitat és un fet indiscutible i, actualment, ningú, ni els més vells, posaria la mà al foc per la immobilitat de les seves creences i pensaments a terminis tan curts com només deu anys. La quantitat d'exemples que suporten canvis d'actitud en poques dècades vers d'immobilitats seculars és aclaparadora. Per exemple, a finals dels anys seixanta la meva sogra hauria vist molt malament que les seves filles de vint anys haguessin tingut relacions sexuals abans de casar-se, mentre que no fa massa aconsellava als seus néts i nétes de la mateixa edat que si tenien parella i s'estimaven, que primer provessin de viure junts, que «de casar-vos ja tindreu temps!, quina pressa teniu?». Si hagués viscut vint anys més no crec improbable que hagués encoratjat els seus besnéts adolescents a experiències sexuals precoces per evitar traumes indesitjables posteriors.

Si amb el sexe ha passat el que ha passat, ningú pot estranyar-se dels canvis profunds en les relacions familiars i socials, fins i tot en aspectes considerats pels antropòlegs com ancestrals i molt difícils de canviar, com són la cultura i la litúrgia de la mort. En les seves memòries (Jaume Figuerola, 1920-1995), el meu pare explica que un dia radiant de juliol (1947), als seus vint-i-set anys i vestit de negre de dalt a baix, presidia el dol seguint el capellà i el fèretre de la meva mare pel passeig de Sant Joan per dur-la a enterrar. Comparin això amb la cerimònia de l'enterrament (2004) d'un nen, també del meu entorn familiar i cultural, al tanatori de Collserola: tothom amb roba de colors, llum a dojo pels finestrals, música i no precisament sacra, la mare que aguantant-se les llàgrimes llegeix un text propi, cançons a cor dels seus companys de classe, etc. Aquesta nova litúrgia dels enterraments és cada cop més freqüent i s'ha de convenir que es tracta d'una escena absolutament inimaginable cinquanta anys enrere. Com la d'aquest nou costum d'aplaudir el fèretre, que em sembla una bestiesa.

Probablement per tot plegat i més coses que hi podríem afegir és perquè ara s'assegura que l'aprenentatge més important de tots és el «d'aprendre a aprendre». No és només un joc de paraules, és una expressió força afortunada perquè la velocitat amb què s'amplia la informació i se'n genera de nova és tan extraordinària (els experts afirmen que actualment els humans rebem cent vegades més inputs que la gent de principis del segle XX) que ésser capaç d'assimilar i classificar aquesta informació és imprescindible per no perdre el tren o el que és pitjor, no caure en la neurosi. La constatació d'aquests canvis tan ràpids i la gran dificultat a sedimentar els nous coneixements genera incertesa —«de veritat és veritat allò que dius?»—, inseguretat en les pròpies conviccions —«segur que tinc raó?»—, pot dur a un relativisme perillós —«total, com d'aquí a quatre dies haurà canviat el concepte»— i aboca a l'abstenció, que encara és un posicionament més perillós (l'acudit del pagès que no sabia què donar per menjar als porcs, tot i ésser molt vell, em sembla especialment pertinent ara. Si recorden, a aquell pagès el van multar uns inspectors de Sanitat perquè donava als animals les deixalles i el contingut de les escombraries. Dies després, quan ja els estava alimentant amb productes frescos i plats cuinats, el van denunciar els inspectors de sostenibilitat per malbaratar recursos. Quan per fi una setmana després van tornar uns altres inspectors a preguntar què és el que menjaven els seus porcs, el pagès va respondre: «No ho sé, jo els dono deu euros al matí perquè es comprin el que més els agradi»).

Alguns preceptes semblen encara força sòlids, com ara no barallar-se amb els germans, no abusar dels més dèbils, compartir les joguines, fer un petó als avis... i em costa trobar-ne més. Què diem, però, de no aixecar-se de taula mentre es menja, acabar-se el que hi ha al plat, menjar amb els coberts si ja es té edat per fer-ho, fer un petó als amics dels teus pares que s'han trobat al carrer, obeir a la primera, no contestar malament, etc.? Segur que molts adults actuals pensen que no són aspectes rellevants, que el que cal és buscar la felicitat del nen, no reprimir-lo, deixar-lo fer el que vulgui mentre no faci mal a ningú, etc. És una actitud encertada? No és fàcil de respondre, però el que és gairebé segur és que aquesta suposada liberalitat dificulta l'aprenentatge d'una cosa essencial per anar per la vida —essencial ara, és clar, tampoc ningú pot assegurar que ho sigui unes quantes generacions més endavant— que és la tolerància a la frustració. Molts nens i adolescents actuals, aviciats a tenir tot el que desitgen, aconseguit per les bones o com a fruit de xantatges, són incapaços d'afrontar les primeres dificultats de la vida, a les quals responen evitant el problema o reclamant –com han estat fent sempre fins aquell moment– que algú (els pares, l'escola, el govern o l'estat) els hi ho resolgui.

Un altre factor que dificulta l'educació coherent dels fills és el cansament dels progenitors. Tret de classes molt benestants –i caldria matisar-ho– pare i mare treballen tots dos, sovint amb horaris que difícilment són compatibles amb una vida familiar endreçada. Arriben tard i cansats a casa, acostumen a tenir una edat –tenir fills de parvulari quan es fan els quaranta és actualment el més freqüent, tot i que no sigui el més adequat segons el meu parer– i es troben amb un safareig monumental quan arriba el moment de la dutxa i el sopar, obligats literalment a combatre amb uns infants poderosos que estan disposats a reafirmar la seva autoritat davant de qualsevol persona. Literalment esgotador. Ha d'ésser molt temptador deixar que facin el que vulguin davant d'aquest panorama.

En aquest punt s'ha de dir que la comparació amb la generació precedent no s'aguanta. En la mateixa situació, els pares tenien uns trenta anys, i tot i que l'home treballava al mateix nivell que ara o fins i tot més, sovint la dona decidia fer un parèntesi a la vida professional per dedicar alguns anys de la seva vida a l'educació dels fills, de manera preferent. I malgrat que a les cases no hi havia microones, rentaplats, assecadora, robots aspiradors ni tampoc es repartien pizzes a domicili, la qualitat de vida familiar era més alta, o això és el que em sembla.

Actualment és gairebé impossible que un dels dos progenitors pugui deixar de treballar durant uns quants anys. Principalment hi ha dues raons: la primera és econòmica, lligada a un augment del cost de la vida superior al dels salaris; per exemple, durant els anys setanta es considerava que el cost de l'habitatge no havia de superar el 20 o 25 % dels ingressos familiars, mentre que ara s'aproxima al 50 %; la segona està relacionada amb la fragilitat dels mercats laborals, ja que recuperar una feina que s'ha deixat durant un període de quatre o cinc anys és molt difícil, atès que en el moment de la reincorporació hauran de competir amb gent més jove i, per tant, probablement més barata a l'hora de contractar-la. D'altra banda, és gairebé segur que aquests competidors estaran més ben preparats, perquè cinc anys d'inactivitat en feines qualificades et poden deixar literalment fora de joc.

Una altra barrera en el procés educatiu del nen està relacionada amb les discrepàncies de criteri entre pare i mare. Aquestes diferències no es veuen durant els primers anys de relació, perquè l'enamorament implica la pèrdua de sentit crític sobre l'altra persona. Superada la química de l'enamorament i immersos en una cultura en què en general renunciar a les pròpies conviccions és considerat un signe de debilitat, la discrepància és un fet extremadament comú. Ben poques parelles se n'escapen i encara menys aquelles que tenen una relació dolenta, perquè en aquest cas qualsevol cosa és motiu de discussió. Si aquestes diferències es resolen a porta tancada, a l'habitació, és tracta d'un fet que desgasta els pares, però que té poca transcendència per als fills. En canvi, ventilar-les en públic davant del nen, constitueix una mostra d'autèntica irresponsabilitat i una invitació perquè la criatura en tregui profit. El perfil psicològic del nen de pares separats que segueixen en litigi permanent entre ells anys després de la separació, demostra el que estic dient. Alguns d'ells farien empal·lidir d'enveja els xantatgistes professionals.

Els avis, per les raons que hem anat desgranant, tenen quantitativament i qualitativa força feina educativa amb els néts, feina que sovint cal sumar a la de cuidar progenitors nonagenaris amb graus variables de dependència i a la d'exercir la seva professió, sempre que vulguin o puguin continuar treballant. L'estereotip determina que els avis són tous, malcrien els néts i no tenen autoritat. En general, les parelles d'avis que jo conec són plenament coherents en els seus plantejos i fan amb els nens exactament allò que diuen que faran. Els criteris d'ambdós coincideixen gairebé sempre, a causa dels anys de convivència, ja que els han fet convergir de pensament, però també pot ésser conseqüència que l'avi hagi acumulat una saviesa suficient en tot aquest temps per aprendre que discutir-li a l'àvia les creences no portarà a cap lloc. Independentment de la raó, em sembla inqüestionable que la majoria d'avis exerceixen l'autoritat sense aixecar la veu (en Perich explicava que els seus amics li deien que era autoritari, però que sempre li deien cridant). I molts pares al voltant de la quarantena són autoritaris però tenen escassa autoritat. L'exemple de manual el proporcionen quan els diuen «¡nens a taula (o a la dutxa o al que sigui). No us ho tornaré a dir!». I els hi diuen quatre vegades més. I a sobre, sovint acaben felicitant al carallot quan finalment fa cas.

En termes generals i en relació amb els nens, a mi em sembla que és molt més complicat decidir què ensenyar que no posar-se d'acord en com fer-ho, és a dir, com aprendre-ho més que no com ensenyar-ho. Rogers diu que hi ha coses que són tan importants que no poden ésser ensenyades, motiu pel qual han d'ésser apreses. La frase és realment enginyosa i ve a dir que la feina principal de l'educador no és omplir de nous coneixements l'alumne, sinó és crear les condicions necessàries perquè l'(auto)aprenentatge es produeixi. Aquest rol de facilitador que se li dóna a l'educador en aquest context probablement és força encertat quan es tracta d'ensenyar habilitats (menjar sol, llegir, escriure, operacions aritmètiques, anar en bicicleta...) i, fins i tot, conceptes, ja que en aquest últim cas el més important de tot és provocar la curiositat a l'aprenent perquè cerqui la font d'informació del coneixement (el llibre, els apunts, la pissarra, la wikipèdia, etc.).

Si seguim els especialistes de la pedagogia, es poden considerar tres nivells d'aprenentatge: el del «saber» i «saber fer» ja mencionats, i el del «saber estar», que és una altra cosa. Aquest últim nivell consisteix bàsicament en l'adquisició d'actituds i normes de conducta. I és en aquest aspecte on crec que la frase de Rogers no es pot aplicar, almenys plenament. El nen, l'adolescent o l'universitari aprenen actituds en bona part per imitació, és a dir, per allò que veuen fer al seu entorn (pares, avis, mestres, professors, amics, ídols socials, etc.). Naturalment, la imitació no significa una calca del que facin els altres, sinó que, a mida que l'individu es fa gran i exercita la capacitat de raonar, aquestes actituds es modularan en funció de les seves creences, els coneixements adquirits, etc. Però el que és indubtable és el paper fonamental que tindrà en tot plegat l'exemple que dóna el preceptor.

La contradicció entre el que es diu i el que es fa per part dels educadors —entesa la paraula *educador* en un terme ampli— és probablement la barrera més important en el procés de l'ensenyament i la primera causa de desconfiança en el que rep els missatges. Per això, amb molt bon criteri, el pedagog J. Sarramona *(Teoria de l'educació*, 2008) diu que «el que aprèn ha de creure en el missatge i en el missatger». Polítics que destaquen paraules grandiloqüents com honestedat, entrega, servei al país, etc. i després es comprova que són autèntics *lladres*; metges que parlen de la importància de la medicina preventiva però que fumen a la porta de l'hospital; pares que fan discursos als seus fills sobre la importància del respecte mutu i després insulten els altres conductors, etc. La llista de despropòsits seria inacabable.

En l'educació de gent més jove i sobretot en allò que fa referència a com adquireixen els hàbits i l'aprenentatge de normes de conducta, el principi de la coherència –interna de cadascú amb si mateix i també entre els membres de l'equip docent (pare, mare i avis formen sens dubte un equip que hauria de tenir objectius comuns)– és bàsic. Les contradiccions són lesives per a l'educat, però a més es paguen irremeiablement en pèrdua d'autoritat de l'educador.

En la vida d'adult i en moments difícils en què s'han de prendre decisions, ens preguntem què faria el nostre referent moral (pare, mare, mestre, ídol...) en la nostra circumstància, mai se'ns acut pensar què haguessin dit, sinó que el que realment ens importa és què haguessin fet en el nostre lloc.

Educar la parella

Inicio aquest capítol amb l'afirmació que la frase del títol em produeix una certa al·lèrgia. No volia posar aquest títol perquè sempre m'ha semblat una expressió ofensiva. Però, m'agradi o no, aquesta frase la fan servir moltes dones –principalment les de la meva generació– quan fan referència als seus marits. Moltes dones s'expliquen entre elles com han educat els seus marits en activitats com parar i desparar la taula, posar el rentaplats, cuinar o passar l'aspiradora, posar la rentadora, etc. És usual sentir que «quan ens vam casar no feia res perquè tot li feia la seva mare i en canvi ara... no és que faci tot el que hauria de fer però, mira, Déu n'hi do el que he aconseguit que aprengui».

Aquesta classe de manifestacions em semblen absolutament perverses i confesso que desperten les meves passions misògines. En primer lloc perquè s'ignoren moltes altres activitats que també podrien ésser compartides i que rarament ho són, com rentar el cotxe, portar els comptes domèstics, endreçar la llibreria, fer petit bricolatge, classificar fotografies i d'altres coses. Activitats que la majoria d'homes assumeixen com a pròpies i no pensen que han d'educar la dona per compartir-les.

Com que ja imagino què dirian les dones per rebatre el que acabo d'escriure, m'avanço –per allò que un bon atac sol ésser la millor defensa– i admeto, sense pal·liatius, que ni quantitativament ni qualitativa el que els homes de la meva generació fem a casa no representa ni de bon tros la meitat de les tasques domèstiques. Així de clar. Per tant, és cert que no existeix una paritat absoluta, a la qual caldria tendir-hi si és vol ésser just. Acceptat, senyores, estem en deute en aquest punt. Ara bé, dit això, també cal dir que la manera de gestionar la demanda de paritat és motiu de molts més conflictes que els que es deriven estrictament de l'asimetria domèstica (en aquest punt del discurs sóc plenament conscient del terreny relliscós que trepitjo i dels més que probables calbots que rebré però, assumint-ne el risc, em decideixo a continuar).

La meva primera línia d'amics aparellats són catorze persones (sis parelles i la nostra, totes heterosexuals, què hi farem). De les set dones, jo diria que tres acostumen a queixar-se –subtilment, no de forma oberta– que els marits no col·laboren a casa, mentre que les altres aparentment no ho fan, almenys no ho fan en públic. Objectivament parlant i de forma curiosa, els marits de les tres que no es queixen no són segons el meu parer més actius que els altres. La constatació d'aquest fet ens porta a conclusions interessants, com ara que el nivell de rondineig probablement rau en la subjectivitat de les mestresses més que en la realitat objectiva. Entre els set homes hi ha de tot, des d'autèntics dropos amb carnet que no fan absolutament res (ni volen fer-ho) fins a individus molt complets (capaços de cuinar, endreçar la casa, posar rentadores, planxar i arreglar qualsevol estri domèstic). Al mig hi ha una mica de tot, almenys pel que fa referència a l'habilitat als fogons. N'hi ha alguns sense grans pretensions gastronòmiques i que endrecen la cuina en acabar la feina; altres amb aires de xef, carregats de llibres sofisticats –Bocuse, Curnonsky, Ferran Adrià, etc.– que deixen la cuina bruta amb els armaris plens de ditades, farina als fogons, esquitxos per tot arreu («quan aprendràs a posar paper de diari a terra quan et posis a cuinar?»); alguns que necessiten el RACC –assistència total i permanent– («on guardes la sal?», «quants grams d'arròs per persona?», «foc suau o fort?», «no m'has preparat el sofregit?») i, finalment, d'altres amb vocació de *muezdin* de la mesquita, que pregonen als quatre vents les seves proeses culinàries, com ara haver fet un dia d'estiu un peix a la brasa sense que se li cremés.

Ja sé que em tiro pedres a la meva teulada, però com he dit al començament cal acceptar que, en general, els homes de la meva generació no fem tantes feines domèstiques com les dones i, per descomptat, no les fem tan bé. Insisteixo en això de la meva generació perquè en la de les persones que tenen ara entre trenta i quaranta anys hi ha nois amb molta més capacitat per allò que se'n diu «dur la casa» que les seves respectives parelles. I per no ferir susceptibilitats, no penso dir cap nom familiar (ni en el cas que estigués sotmès als efectes de la tortura).

Si tornem al tema de les generacions, penso que la nostra és una de trànsit entre la dels nostres pares –que representava la tradicional convencionalitat burgesa (cristiana, jueva o musulmana, tant li fa)– segons la qual la dona era la mestressa absoluta a casa i l'home l'encarregat de relacionar-se amb el món exterior (treballar, guanyar diners, comprar, vendre...) i la generació dels nostres fills, en què les feines estan repartides de veritat i la dona moltes vegades té més qualificació professional i guanys econòmics que la seva parella masculina. Encara que sigui una obvietat, no està de més constatar que l'economia condiciona en bona mesura les creences i la cultura. Des de la píndola contraceptiva de finals del seixanta, la revolució social de la dona ha estat, per sort, espectacular.

Dit tot, això —que m'ha sortit més conciliador del que m'imaginava quan he començat a escriure aquest capítol—, crec que les dones que volen educar els seus *partenaires* masculins ho fan en general tan malament com saben, tant en el contingut com en el mètode. Carregades de raó com creuen que estan, arremeten amb santa indignació contra conductes que consideren totalment inadequades, com deixar-se tres pantalons damunt de la cadira, oblidar els calçotets bruts en sortir de la dutxa o no passar compulsivament l'escombreta pel vàter. I des de la seva perspectiva no dubto que tinguin la raó, és més, si volen la tenen tota, però la qüestió de tota la vida no és tenir la raó —«què en faràs, en posaràs un tros a l'olla?», em deia un amic quan discutíem— sinó que te la donin. Aquesta és la gran qüestió.

Contingut i mètode, dos aspectes ben diferents però importants tots dos en la relació interpersonal. El contingut pot ésser molt obvi per a alguns i totalment incomprensible per a d'altres. Per exemple, pel que fa l'ordre, jo no comprendria que les fitxes de les històries clíniques de la meva consulta no estiguessin endreçades alfabèticament als seus calaixos cada dia en acabar la jornada. No obstant això, no em sembla malament que a casa meva hi hagi diversos llibres —els que estic llegint o els que tinc pendents de llegir— escampats entre la tauleta de nit, la lleixa de la làmpada al costat de la butaca, la taula baixa de la saleta d'estar o la calaixera del rebedor. És un contrasentit? S'equivoca la meva dona quan es queixa d'on deixo els llibres? M'equivoco jo demanant-li a la infermera que endreci escrupolosament totes les fixes cada dia abans de plegar? No, és clar que no! En aquest cas, a més, la raó bàsica és perquè el despatx el dirigeixo jo i el seu salari el pago jo. Però si vull assolir l'excel·lència en la meva feina de manaire, he d'entendre que aquesta exigència per part meva pot ésser percebuda perfectament com una exageració malaltissa –al cap i a la fi, no entrarà ningú més a la consulta quan tanquem la porta i l'endemà al matí tot estarà al mateix lloc– i generar una certa crispació en la relació entre tots dos. Per tant, no seria molt més elegant –i per descomptat més eficient– dir a la persona en qüestió una cosa com ara «perdona que sigui tan primmirat, però em fa mal als ulls veure fitxes per aquí soltes tenint en compte que poden contenir dades confidencials?».

És obvi que hi ha uns convencionalismes que la majoria de gent pertanyent a la mateixa cultura assumim com a propis. Però els marges de maniobra poden ésser més amplis del que sovint pensem. Per exemple, la meva filla quan vivia als Estats Units se'n feia creus de com entenien l'ordre domèstic la família amb què vivia. Ens explicava sorpresa que pares i fills amuntegaven la roba bruta en una cadira a la pròpia habitació durant tota la setmana, fins que dissabte al matí netejaven i es posaven rentadores, s'aspirava el terra, s'endreçava la cuina, etc. Ella i nosaltres després vam descobrir que aquest costum és molt freqüent a les llars americanes i també en alguna de catalana. Per què no? És antihigiènic? No ho crec. És perillós? Per descomptat que no. El que passa és que als catalans d'avui, en general, ens molesta el desordre (com a mi les fitxes fora del seu lloc, a les dones de la meva generació les ditades a l'armari de la cuina o les sabatilles del marit fora del seu calaix). Vull dir que el que ens fa mal als ulls ara potser deixarà de fer-ho d'aquí uns quants anys, com de fet hi ha hàbits domèstics que ara donem per bons –dones i homes– i abans ens semblaven barbaritats. Em refereixo, per exemple, a refer el llit, «estirar-lo» al matí quan ens llevem o fins i tot deixar-lo intacte fins al vespre, en lloc del costum ancestral de desfer-lo del tot i ventilar l'habitació al mateix temps. El sentit comú, una millor salubritat de les cases i les prioritats en l'ús del temps, ens han fet abandonar un hàbit que probablement tenia més de cent anys d'història.

El quid de tot plegat està, d'una banda, en saber i acceptar que el contingut no és inamovible per molt que ens ho sembli i, d'altra banda, en entendre que el mètode per «educar» s'ha de basar en el descobriment del que aprèn, no en la imposició del que ensenya. Per tant, s'ha d'aconseguir que l'alumne –i el marit n'és un, però amb caràcter permanent perquè mai no aprovarà del tot l'assignatura– entengui i accepti per quin motiu ha d'aprendre una habilitat o conducta determinada. Per evitar la crispació i novament per simple eficàcia, és fonamental que la dona substitueixi expressions del tipus «ja t'he dit molts cops que has de guardar les sabatilles en el seu lloc» per una altra com «m'agrada molt veure l'habitació endreçada, m'hi ajudes?». Entre altres coses perquè deixar les sabatilles al costat del llit no sembla que modifiqui de forma perceptible l'ordre còsmic ni tampoc que alteri significativament l'equilibri emocional i físic dels éssers humans. Ep! Que se sàpiga, és clar, perquè és ben sabut que les ciències avancen que és una barbaritat...

Epíleg

Una mestra sota el bombardeig

A l'altell del meu pis antic del carrer Ciutat de Balaguer va aparèixer un lligall de papers antics, que desconec com i quan hi van anar a parar, tot i que el més probable és que la meva àvia Maria me'ls donés als anys setanta, quan ella se'n va a anar a viure amb el seu fill Josep a Saragossa. La veritat és que em sento força malament per no haver donat a aquests documents la importància que tenen, així com per haver-los entaforat allà dalt sense ni tan sols mirar-los. Es tracta d'unes quantes llibretes i fulls esparsos, escrits a mà, on es barregen deures d'escola, problemes de matemàtiques, simples gargots, cartes, postals i escrits de diari. La majoria de papers estan esgrogueïts i alguns costen d'entendre perquè estan escrits a llapis i les lletres s'han mig esborrat. Alguns altres papers tenen una taca de tinta. Tots els escrits són de la meva mare, la Montserrat Pino. La lletra és certament femenina, arrodonida, però –aquest «però» ja sé que no és políticament correcte, però és el que és– d'una notable fermesa i personalitat. N'he trobat mitja dotzena que em tenen fascinat pel seu contingut. Són de juny del 1938, és a dir, que la Montserrat Pino tenia divuit anys acabats de fer. Estava fent les pràctiques reglamentàries de Magisteri en una escola de la Generalitat, com a ajudant d'un mestre titular, però sembla que el bon home es va posar malalt i ella sola va haver de fer-se càrrec de la classe, un grup de nois i noies que tenien entre onze i dotze anys.

Són notes escrites, probablement, després de fer la classe durant tot el matí amb els alumnes. Recullen les impressions de la mestra, és a dir, com va planejar la classe, com es va desenvolupar en realitat, què va concloure, què va sentir, què la va sorprendre... Quan ho llegeixo per primer cop sento d'entrada una gran emoció per la troballa, però després me n'adono que allò que s'hi diu és literalment extraordinari, encara més si es té en compte l'edat –no em puc imaginar una noia actual de divuit anys fent unes reflexions semblants.

Crec que els lectors comprendran que en aquest llibre de records personals de docència no em pugui sostreure a la temptació de transcriure aquests fulls manllevats a una persona que jo no vaig conèixer –va morir als 27 anys, dos dies després de néixer jo– i que molt probablement hagués estat una pedagoga esplèndida, però que va morir massa jove per poder-ho demostrar.

Diari d'una mestra en pràctiques

20 de juny

Avui comencen les meves pràctiques. És una llàstima, però la sort no m'ha volgut afavorir de bon principi ja que, en repartir les classes, a mi m'ha tocat un segon grau. De fet, això m'era absolutament indiferent perquè en qüestió de graus no tenia cap preferència. Per tant, el meu disgust no ha consistit en això, sinó en el fet que gairebé tots fossin nois –només dues noies!–

en el grup que m'han destinat. En aquesta edat –onze, dotze anys– a mi m'és molt més plaent fer classe a noies, perquè hi hauria hagut entre nosaltres una millor comprensió. I encara més en les meves primeres pràctiques que, justament per això, són les més difícils. Abans del repartiment, jo m'havia promès no acceptar l'oferiment que se'ns havia fet de canviar de grau si ho crèiem més convenient i, per tant, així ho he fet. Al cap i a la fi, he cregut que el meu obstacle no era tan extraordinari i encara que en el fons del fons tenia un cert deix d'hostilitat, m'he promès afrontar tot el que em fos possible els meus primers inconvenients i anar endavant.

La meva classe dóna un xic la impressió de fredor quan s'hi entra. Els nois, en canvi, han trencat de seguida el glaç que ens ha separat un moment i han començat a fer-me preguntes. Val a dir que de qualitats en el meu grup, n'he observat ben poques. Per de prompte, la nostra primera conversa ha estat d'un llenguatge veritablement horrible. Usen expressions ben poc agradables i criden d'una manera extraordinària. Després he observat que el mestre els fa cridar innecessàriament quan llegeixen –no és pas que sigui sord!– i això els deu haver acostumat a baladrejar.

La classe és la desorganització personificada. Són tres grups, que per motiu de la guerra s'han reunit en un de sol. Els nois són rebels, díscols –amb algunes excepcions– i presten molt poca atenció a la classe, és a dir, que demostren trobar-s'hi malament. En canvi, fan quasi bé tot allò que farien al carrer, que és d'on vénen tots ells. I és que no hi ha estímuls. Segons m'ha dit el mestre, la guerra ha motivat que es limitessin les classes a càlcul i llenguatge –no sé per què no poden fer més coses...– i a més, pel que he vist fins ara, els resulta d'una monotonia aclaparadora. Més o menys la classe de llenguatge es redueix a lectura i comentari, que s'ha de dir que el mestre els ho ha fet molt bé. En el càlcul, problemes i exercicis a la pissarra. Això, en canvi, és fred, sense vida. I és que per a la classe voleien una mica els mètodes antics. I això no és fer cap retret a ningú, però és que amb els mètodes antics no n'hi ha prou a rebutjar-los de paraula. Cal portar a la sang el menyspreu que en general inspiren, i d'això els sis mesos passats a l'escola (la Normal de Magisteri) ens n'han ben vacunat.

Tant en el llenguatge com en el càlcul, els nois han demostrat que actuaven ni més ni menys que una màquina. Han llegit —en saben ben poc per a la seva edat— sense expressió, sense vida i han calculat com qui fa un treball terriblement penós... L'hora de sortida m'ha fet mal. Tots han fugit precipitadament, ni més ni menys que ho deuen fer els que surten de la presó. I potser n'hi ha que no hi surten tan (acaba així).

[No consta el dia]

I tot això és el que, sense parar-m'hi un minut, he decidit excloure de la meva classe els quinze dies que hi seré. Donar vida a aquesta classe, fer-los sentir la necessitat inexcusable d'entendre allò que fem, desvetllar un interès viu per totes les coses que passaran per les nostres mans, i sobretot aconseguir que es trobin a gust a la classe. Jo no podria treballar per més que m'ho proposés en una classe on la gent no s'hi troba bé i on —com fins ara— senten una alegria fora mesura quan és hora de sortir. El meu paper d'observadora —que és tot el que he fet avui— m'ha deixat un regust desagradable. Però jo estic ben resolta i no em desanimaré en la meva empresa.

21 de juny

La classe meva d'avui ha estat de llenguatge. Abans, però, els he parlat una mica severament, a desgrat meu. Potser no tinc dret a fer-ho, però és que estan molt mal educats. Els he fet veure quan desagradables són per a mi (i totes les persones en general) algunes de les coses que feien a classe –coses purament externes, no els he parlat naturalment d'altres fets–. Ells han cregut que rectificar-les seria una cosa molt planera i, ben convençuts, m'han promès de fer-ho així. Val a dir que lectura, comentari i dictat els resulta una cosa molt ensopida, i ahir m'ho van expressar francament.

Si jo agafava un text, el comentàvem i fèiem el vocabulari, tornàvem a quedar igual. He escollit, doncs, un tema molt suggestiu per a la nostra primera lliçó: «La primera volta al món». Xicots com són, això els ha entusiasmat fins a l'extrem de no obrir boca en tota l'explicació, cosa que m'ha causat –ho confesso francament– una gran sorpresa. D'ells no ho esperava. Les aventures dels expedicionaris, les calamitats i les peripècies del viatge els han interessat moltíssim. He dibuixat el mapa, traçat l'itinerari i, amb colors molt bonics, ells han dibuixat els cinc vaixells que van marxar. L'explicació ha portat alguns càlculs. Han après a conèixer el segle donat l'any, cosa que no sabien. Hem calculat els dies que va tardar a fer la volta i els dies que tardem avui a fer-la. I així, per un camí molt distint al qual empren cada dia, hem anat a parar al mateix lloc: vocabulari i redacció, sense que ells se n'adonessin perquè el nou camí els n'ha fet distreure. Cadascú ha fet la seva redacció, que he procurat que fos breu i concreta. Les hem llegides i comentades totes. Entre totes n'ha sortit una que hem considerat la millor. Amb molta brevetat estava tot expressat. Hem trobat alguns defectes que hem corregit a la pissarra. Hi ha hagut observacions força sorprenents.

M'han demanat amb molta insistència que els llegís un conte. Jo els he promès llegir-los un tros cada dia de *La llàntia meravellosa d'Aladí,* ja que a la vegada que això els satisfà, penso que els farà veure l'expressió que cal donar a la lectura, cosa que els hi manca en absolut. He començat la lectura després de l'esbarjo perquè penso que els serà profitós per calmar-los de l'estona de joc i disposar-los millor per a la lliçó de càlcul. El conte els té encisats i l'he fet servir per a moltes coses. Totes les paraules estranyes les hem comentades, hem cercat una altra manera d'expressar aquelles paraules.

Hem vist també la diferència que hi havia entre el nostre parlar i el del conte, les imatges figurades... També l'hem resumit de paraula. No s'han deixat ni el detall més insignificant. Tots ja esperen que sigui demà. El conte em serà útil per amenaçar algú que no vagi massa com cal, en no permetre-li sentir la lectura.

He fet un dibuix a la pissarra mentre el mestre els feia fer exercicis de càlcul. A l'hora de la sortida han vingut al meu entorn a parlar-me del dibuix. La porta estava tancada encara. No em creia que això succeís tan aviat... el dibuix té per a ells un poder gegantí.

Dimecres 22

Tan grans com són i no tenen la més petita noció del que significa un trencat. Una de les múltiples tasques que m'he proposat realitzar en la meva estada a aquesta classe és que adquireixin coneixements complets i sòlids sobre els trencats. Avui, doncs, no han fet res més que aprendre a expressar-los i llegir-los. Lectura i escriptura de trencats ha estat la tasca de la nostra classe, tema que no em creia haver d'estendre tant perquè els considerava més assabentats d'aquesta matèria. Els he donat a conèixer amb exemples gràfics, el significat del numerador i el denominador, cosa que han entès fàcilment. Però ho he repetit molt i molt per qüestions de llenguatge, ja que s'equivocaven molt i en expressions com dos terços (2/3) llegien dos tercers.

Dijous 23

Abans de començar les classes tenim unes converses molt animades ells i jo. Tots tenen coses a dir i tots voldrien parlar a la vegada. Ara bé, són unes converses en què els he de reptar contínuament. No els deixo cridar, els faig corregir a cada moment expressions matusseres que fan servir com a nois de carrer que són. Això sembla que els hauria de cansar perquè jo no pararé fins que s'abstinguin d'aquest llenguatge, però ells no ho troben enutjós i ho accepten bé. Em volen molt i el seu desig més gran —ho confessen ells mateixos— és estar al meu costat i parlar amb mi.

Crec que educar-los una mica la sensibilitat, ara que estan molt ben disposats, fóra una cosa molt convenient. Per això, la nostra classe de llenguatge d'avui ha girat entorn d'una poesia tan curta com bella: *La vaca cega*.

Semblava que era una poesia una mica massa difícil per a ells, però no els n'ha resultat gens. L'he llegida un parell de vegades, amb tota la vida que he sabut donar-li. Com que hi havia algunes paraules massa literàries que no comprenien, n'he aclarit el significat.

Després l'hem comentada. He parlat de l'enorme tragèdia que representa quedar-te cec i els he fet sentir tant com m'ha estat possible, el profund i desesperat dolor que sent la vaca de la poesia.

L'han compadida sincerament. Hem parlat també de Maragall, el poeta, i després han escrit la poesia que jo els l'he dictada. Hem corregit a la pissarra les faltes que hi havien i en les que m'ha estat possible, els he explicat el motiu de la correcció. Han llegit la poesia i no he pas descuidat aquells punts tan bells que els he fet marcar amb tota intensitat. En general, no fan els punts quan llegeixen, i els he fet veure com en aquesta poesia eren d'una necessitat ineludible. Dessota la poesia, n'han escrit un resum –poques paraules– del que a ells els semblava que el poeta volia dir. La classe ha quedat molt arrodonida i els ha plagut més del que em pensava.

Després de l'esbarjo, ha continuat la lectura del conte que jo crec és curull de poesia. Jo no puc imaginar com els té entusiasmats! Mentre jugaven al pati, ja pensaven a pujar a l'aula per veure què passaria avui.

Cada dia me'ls estimo més. Quasi no em recordo del disgust que vaig tenir quan els vaig veure per primera vegada.

Divendres 24

Per al tema de la nostra classe de llenguatge, hem usat avui un personatge que dóna color a la nostra Història, Jaume I. Sabien solament que li deien el Conqueridor, però no sabien altra cosa. Jo pensava centrar la meva explicació solament en el que es refereix a Mallorca perquè creia que sabrien moltes altres coses per les obres de fets històrics que llegeixen amb molta freqüència. Hem començat pel naixement del nostre rei i totes les llegendes referents al mateix. La infantesa, tan plena d'acció, els ha plagut molt. Després la seva valent i decidida acció en la reconquesta. València, Mallorca, Múrcia, totes les peripècies i aventures i els accidents de la conquesta de Mallorca. Ells les han viscudes. Ens hem traslladat set segles enrere. He parlat dels vestits dels guerrers, de les armes, dels cavalls. Ha sortit també a la conversa –i moltes de les coses són suggerides per ells– per què mallorquí i valencià són varietats dialectals de la llengua comuna.

Hem fet un dibuix a la pissarra dels territoris que conqueria Catalunya després de les gestes de Jaume I. Tot seguit ho han dibuixat en el seu quadern. És extraordinari el poder suggestiu que té per a ells un dibuix. Mentre he dibuixat a la pissarra, ple de colors, un dels vaixells amb el qual sortí cap a Mallorca, ningú ha badat boca seguint els moviments de la meva mà.

Mentre feia l'explicació, he deixat lliscar la idea de la poca justícia que representen aquestes guerres de conquesta, on sempre guanya el més fort i no el que té la raó, i que acaba en què molts són expulsats de la terra que és ben seva. Tot això, però, ho he deixat anar sense donar-hi massa importància i quan han acabat el mapa, els he posat aquesta pregunta: «què us sembla, estaven bé o no, les guerres de conquesta?». He tingut una gran sorpresa. En general, m'han contestat que estaven molt bé perquè fer guerra és cosa de valents i els que no hi anaven eren covards. Els hauré de fer veure que van equivocats...

Dissabte 25

Podria comptar amb els dits d'una sola mà els nois de classe que no fan vida de carrer. Tots els altres hi fan la vida, en tenen els costums, en tenen les maneres. Tot i que fan dolenteries de nois grans, són extremadament petits i [...] i s'hi troben molt bé quan els tracto com a criatures. I és que nosaltres, les noies, els sabem estimar millor que qualsevol mestre.

Dilluns

Aquests nois necessiten estar en activitat i hi estan. Intervenen contínuament en la conversa que els porto preparada. Moltes vegades quasi m'arriben a descentrar amb les seves objeccions. A vegades, fent matemàtiques anem a parar als Estats Units o a les selves d'Àfrica. Jo he observat que aquest esperit d'intervenció que els caracteritza decau a l'hora del càlcul. I no és perquè aquesta matèria els desplagui, sinó perquè l'estructuració actual de l'horari de classes, tot i que és una mica justificada perquè ja són grandets, no dóna resultats massa animadors. Jo no faria una distribució del temps tan estricta i limitada. De fet, estic convençuda que ja es voldria[*] que fos així, i està clar que l'hora de càlcul hauria de desplaçar-se. Aquesta darrera hora ja no estan per a res. El càlcul requereix una major atenció per part d'ells que fer un copiat al quadern com fan molts dies al matí quan arriben. A mi m'agradaria provar-ho. De tota manera, no ho indico al mestre ni penso fer-ho perquè està massa convençut de la bondat de les seves disposicions.

El mestre ha continuat la meva classe de càlcul i hem tractat entre els dos que els trencats esdevinguin una cosa accessible

---

[*] Sembla que fa referència a la direcció del centre o al programa d'estudis.

(quan els en vaig parlar per primera vegada fa uns dies els va venir tan de nou com si hagués baixat un home de la Lluna).

Avui, doncs, hem parlat de nombres mixtes. Ha estat molt fàcil, però com que estaven tan nets, no vull explicar-los massa coses alhora sinó poc, però que ho assimilin bé cada dia. Hem vist què era, què expressava un nombre mixt i hem posat exemples gràfics. He ensenyat a sumar-los. És a dir, he ensenyat no, han après, perquè quan he preguntat com creien que es podia sumar 7 ¾ + 2 ¾ ells mateixos ho han vist de seguida.

Els he posat uns quants exercicis a la pissarra que han vingut a resoldre un per un. N'he inclòs algun procurant que la suma fos un nombre enter, per exemple, 2 ½ + 3 ½ = 6. Després he fet algunes preguntes per veure si havien adquirit els conceptes, no pas de rutina a còpia de veure-ho a la pissarra, sinó per adonar-me si el seu sentit comú els podria guiar en tota mena d'exercicis sobre els mixtes. Un cop convençuda, ha arribat per fi la lectura del nostre conte *La llàntia meravellosa d'Aladí*. L'estímul de la promesa de la lectura l'he aprofitat perquè abans prestessin una atenció formidable a la classe de càlcul.

[No consta el dia]

El mestre s'ha posat malalt. Ha estat un gran esforç el que jo he fet aquest matí. Portar una classe de tants nois completament sola, de la manera que jo vull que la classe sigui portada, ha representat per a mi un esforç extraordinari. La classe m'ha deixat retuda però satisfeta, i la satisfacció valia tots els cansaments del món.

Totes les coses que hem fet aquest matí serien inacabables de contar. Per això no ho posaré tot, sinó només allò més destacat que hem fet ells i jo.

Per començar, avui he començat per posar en pràctica la meva idea: fer el càlcul a primera hora. Tot ha anat com una seda, una vegada els he tingut a tots amb mi. Costa molt començar la classe. Estan distrets, tenen ganes de parlar; que si el bombardeig, que si el front... Em costa molt poder treure'ls d'això i dur-los a la pissarra.

Avui en els trencats, hem parlat d'una de les propietats, la simplificació. Han vist primer gràficament i numèricament que si dividim numerador i denominador per un mateix nombre, el trencat no sofreix alteració. Això era molt útil en la suma i la resta de trencats que no tenen el mateix denominador. Avui, però, només han fet reduccions petites que es veien a simple vista: convertir terços en sisens, meitats en quarts o en vuitens. Val a dir, però, que avui no hem parat.

Després d'això, lectura i redacció sobre un ram de flors que els he portat i els ha posat molt contents. Comentari d'unes poesies, dibuix...

Finalment els he llegit el conte. Jo estic contenta d'ells i és just que ells n'estiguin de mi. He llegit, doncs, l'últim capítol de *La llàntia meravellosa d'Aladí*. La tasca després de la lectura d'aquest conte tan llarg i tan bonic ha estat el dir-me cadascú què els ha agradat més i què no els ha agradat. Són negatius: a molts d'ells el que els ha plagut més és la mort del màgic africà. Potser és perquè és el que tenen més recent.

[No consta el dia]

Totes les belleses de l'estiu han estat esmentades. La verdor dels camps, els ocells, les flors, els fruits. De tot això en saben molt més del que sembla. Són molt observadors. També hem parlat de la vida de la muntanya i de la ciutat a l'estiu. Això ha portat a parlar de les terres agrícoles i ha sortit la sega. Quasi bé tots han vist segar. Alguns l'han viscuda perquè són de camp i ells l'han contada als altres. El blat segat no podia quedar empantanegat i hem seguit tota la seva transformació fins arribar al pa tou i calent. No posaré pas tot el que hem parlat perquè en el paper seria una enumeració freda però que per a nosaltres ha estat una delícia.

Algú ha preguntat per què feia fred i per què feia calor. Jo pensava que una idea més o menys vaga d'aquest fet la tenien, però no ha estat així; ningú en tenia la més lleugera sospita. Llavors els he explicat –no pas lleugerament, sinó amb força precisió– el perquè de les estacions de l'any. A la pissarra he dibuixat el moviment de translació de la terra i la obliqüitat o perpendicularitat dels raigs solars segons el punt on es troba de la volta. Un menut ha dit que això que la terra girés feia por, però que si no es mogués seria molt avorrit perquè sempre faria el mateix temps. Els he fet observar l'oposició de les estacions dels dos hemisferis. Mentre a Barcelona menjàvem el pollastre i els torrons vora del foc, a Buenos Aires prenien el sol i es banyaven. La conversa s'hauria allargat tot el matí, però jo volia que escrivissin i els he posat a la pissarra aquesta pregunta: «Quina estació de l'any preferim i per què?». Amb això he conegut força xicots. Cap d'ells ha escollit l'hivern. La majoria ha triat la primavera. Tan bruscs com semblen, tenen una sensibilitat força accentuada.

Crec que l'analogia que es pot establir entre aquestes reflexions d'una mestra de fa setanta anys i les que faria –o hauria de fer– un o una professional de la salut davant d'un grup de pacients crònics és absoluta. En ambdós casos, l'èxit dependrà de l'estratègia de l'educador per seduir el grup i portar-lo a adoptar conductes favorables per a ells (llegir amb entonació, sumar trencats, tenir cura dels peus, no abusar dels greixos animals, ajustar la insulina...). I el procés sempre és molt més emocional que racional.

És que encara hi ha algú que dubta que aprenem perquè estimem?